AF654329

'दादी माँ के घरेलू नुस्खे' जन-जन में व्याप्त हैं। प्रत्येक घर की बड़ी-बूढ़ी को आठ-दस नुस्खे याद होते हैं किंतु हम लोग उनका समय पर फायदा नहीं उठा पाते। जबकि ये नुस्खे बहुधा रामबाण की तरह कार्य करते हैं। इसी बात को ध्यान में रखते हुए प्रस्तुत पुस्तक तैयार की गई है।

दादी माँ के घरेलू नुस्खे

दादी माँ के घरेलू नुस्खे

लेखक/सकंलन

डॉ. राजीव शर्मा

बी.एच.एम.एस., एम.डी.
पी.जी.एन.डी., डी.वाई.टी.एच., पी.एम.एस.
सम्पादक, स्तम्भ लेखक,आलोचक व सलाहकार

श्रीमती राजेश शर्मा

एम.ए., एल.एल.बी.
लेखिका, एडवोकेट व समाजसेवी

डायमंड बुक्स

प्रकाशक : **डायमंड पॉकेट बुक्स (प्रा.) लि.**
X-30 ओखला इंडस्ट्रियल एरिया, फेज-II
नई दिल्ली-110020
फोन : 011-40712200
ई-मेल : wecare@diamondbooks.in
वेबसाइट : www.diamondbooks.in
संस्करण : 2026

DADI MAA KE GHARELU NUSAKHE
by : Rajeev Sharma

सादर समर्पण

कैलाशवासी प्रभु भोलेनाथ
भगवान शंकर, माता पार्वती एवं श्रीगणेश
के श्रीचरणों में श्रद्धा, भक्ति व विश्वास सहित
सादर समर्पित

''प्रभु, मुझे बल-बुद्धि-विद्या-धन-ऐश्वर्य से परिपूर्ण रखें''
ॐ त्रयम्बकं यजामूहे सुगंधित पुष्टिवर्धनम।
उर्वारुक मिव बंधनान मृर्त्योमुक्षीयमाऽमृतात्॥

लेखक परिचय

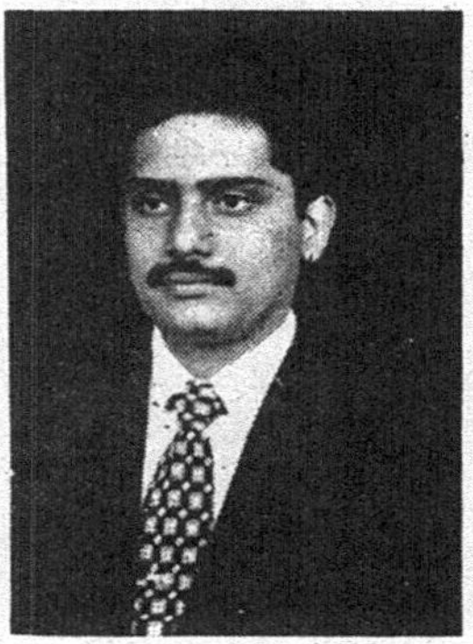

डॉ. राजीव शर्मा देश के प्रतिष्ठित होमियोपैथी, योग, प्राकृतिक व वैकल्पिक चिकित्सा परामर्शदाता हैं।

लगभग सौ पुस्तकें लिख चुके, "साहित्य श्री" की उपाधि से विभूषित डॉ. राजीव शर्मा विगत दस वर्षों से स्तम्भ लेखक के रूप में सक्रिय हैं। लगभग सभी राष्ट्रीय समाचार पत्र-पत्रिकाओं में आपके 1000 से अधिक लेख प्रकाशित हो चुके हैं। चिकित्सकीय लेखन के क्षेत्र में डॉ. राजीव शर्मा ने जनपद बुलन्दशहर का नाम रोशन किया है। आपको साहित्य श्री व अन्य कई उपाधियों से विभूषित किया जा चुका है।

होमियोपैथी, योग, एक्यूप्रैशर, चुम्बक व प्राकृतिक चिकित्सा परामर्शदाता डॉ. राजीव शर्मा भारतीय जीवन बीमा निगम के मेडिकल ऑफिसर हैं, रॉलसन रेमेडीज दिल्ली के सलाहकार हैं और विश्व के 20 से भी अधिक देशों में प्रसारित "एशियन होमियोपैथिक जर्नल" के सम्पादक मंडल के सदस्य हैं।

राष्ट्रीय स्तर पर "नशा मुक्ति व एड्स जागृति कार्यक्रम" से जुड़े डॉ. राजीव शर्मा की आकाशवाणी से भी अनेकों वार्ताएं प्रसारित हो चुकी हैं।

शीघ्र ही डॉ. राजीव शर्मा का एक काव्य संग्रह व दो उपन्यास भी प्रकाशित होने वाले हैं।

प्रस्तावना

प्रस्तुत पुस्तक के लेखन में मुझे अपनी नानी श्रीमती मालती दीक्षित से विशेष सहयोग प्राप्त हुआ। मैं जनपद बुलन्दशहर के वरिष्ठ अधिवक्ता श्री किरन चन्द्र शर्मा व श्री सजेन्द्र चौधरी का भी हृदय से आभारी हूं जिन्होंने कदम-कदम पर सत् परामर्श देकर मेरा उत्साहवर्धन किया है।

प्रस्तुत पुस्तक को 'शंकर परिवार' के श्रीचरणों में समर्पित करते हुए मुझे अपार खुशी हो रही है। उम्मीद है, पुस्तक पाठकों के रोग निवारण में कारगर सिद्ध होगी।

शुभ कामनाओं सहित—

डॉ. राजीव शर्मा
आरोग्य ज्योति (R)
320-322, टीचर्स कॉलोनी
बुलन्दशहर-203001 (U.P)
दूरभाष :-(05732)-21793,25398

सोमवार
12-7-1999

भूमिका

प्रिय डॉ. राजीव शर्मा,

आपकी पुस्तक 'दादी माँ के घरेलू नुस्खे' की मूल पाण्डुलिपि देखी। पुस्तक सरल भाषा में आम पाठक को दृष्टिगत रखते हुए लिखी गई है। मेरी शुभकामनाएं स्वीकार करें।

मुकुल शर्मा
जिला संवाददाता
'राष्ट्रीय सहारा'
बुलन्दशहर

विषय सूची

पुरानी व नई माप

- 8 रत्ती = एक माशा
- 12 माशा = एक तौला
- 5 तौला = एक छटांक
- 16 छटांक = एक कि.ग्रा.
- एक छटांक = लगभग 60 ग्राम

सिर व स्नायु संस्थान के रोग

सिरदर्द

- सिरदर्द में गोदन्ती भस्म 450 मि. ग्राम, 1 ग्राम मिश्री एवं 10 ग्राम गाय का घी लेकर सबको मिलाएं, यह मात्रा दिन में तीन बार लेने से लाभ होता है।
- शूलादिवज्र रस की 1-1 गोली सुबह-शाम मिश्री के साथ लेने से सिरदर्द में लाभ होता है।
- त्रिफला चूर्ण 500 मि. ग्राम को 1 ग्राम मिश्री के साथ मिलाकर रात को सोने से पहले लेने से आराम मिलता है।
- षड्बिन्दु तेल 5-5 बूंदें नाक में डालने से पुराने सिरदर्द में लाभ होता है।
- कूठ और अरण्ड की जड़ को पीस कर लेप करने से सिरदर्द में आराम मिलता है।
- त्रिकटु, पुष्करमूल, रास्ना और असगंध के 25 ग्राम चूर्ण का 2 कप पानी में काढ़ा बनाकर नाक में 2-2 बूंद डालने से सिरदर्द में आराम मिलता है।
- महालक्ष्मी विलास की 1-1 गोली सुबह-शाम लेने से सिरदर्द में लाभ होता है।
- दालचीनी को पानी में खूब बारीक पीसकर लेप बनाकर सिर पर लगाने से सिरदर्द में फायदा होता है।

आधासीसी (आधे सिर का दर्द)

मदार या आक के बड़े पत्तों के बीच में पाये जाने वाले दो छोटे-छोटे पत्तों के जोड़े को सूर्योदय से पहले तोड़ें और गुड़ में लपेटकर सूर्योदय से पहले ही निगल लें। तीन दिन लगातार यह प्रयोग करने से लाभ होगा।

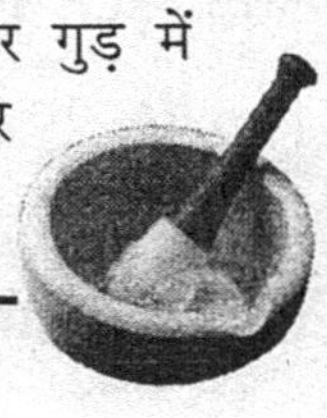

चेतावनी—यदि इस प्रयोग को सूर्य उगने से पहले न किया जाये, तो कोई फायदा न होगा।

- नित्य भोजन के समय दो चंम्मच शुद्ध शहद लेने से आधा सीसी का दर्द समाप्त हो जाता है।
- दर्द के समय नाक के नथुनों में 1-1 बूंद शहद डालकर ऊपर को सूंतने से आराम मिलता है।
- दस ग्राम काली मिर्च चबाकर ऊपर से 20-25 ग्राम देसी घी पीने से आधा सीसी का दर्द दूर हो जाता है।
- चकबड़ के बीच कांजी में पीसकर सिर पर लेप करने से आराम मिलता है।

नजला, जुकाम पुराना

भुने चने का छिलका उतरा हुआ आटा 20 ग्राम, मलाई या रबड़ी 20 ग्राम, थोड़े शहद में मिलाकर 4 बूंद अमृतधारा असली मिलाकर कुछ दिन रात को खाने से नये पुराने नजले को बहुत लाभ करता है।

गुलबनफशा 4 ग्राम, मुलहठी 4 ग्राम, उन्नाव 5 दाने, मुनक्का 4 दाने, उस्तखद्) दूस 2 ग्राम। सबको एक गिलास पानी में पकाओ। जब पानी 200 ग्राम रह जाए तो थोड़ी खांड मिलाकर रात को पियें। परहेज खटाई का करें।

साइनस का सिरदर्द

इलाज—11 तुलसी की पत्तियां, 11 काली मिर्च, 11 मिश्री के टुकड़े और 2 ग्राम अदरक को 250 ग्राम पानी में उबालें। जब उबलकर आधा रह जाये, तो छानकर सुबह खाली पेट गर्मागर्म पी लें। और करीब दो घंटे तक नहायें नहीं। यह प्रयोग तीन दिन तक करें।

सिरदर्द का घरेलू इलाज

सोंठ चाय—आधा चम्मच सोंठ का पाउडर 1 कप पानी में मिलाकर पी जाएं, इससे सिरदर्द में तुरंत फायदा होता है, खासतौर से सिरदर्द अगर हाजमे की गड़बड़ी के कारण हुआ हो।

कैमोमिल (बबूने का फल) और कैटनिप की चाय—ये घबराहट के कारण होनेवाले सिरदर्द में बहुत आराम पहुंचाती

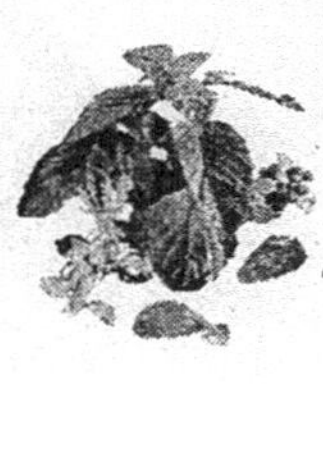

हैं। इनका प्रभाव हल्का और शांति पहुंचाने वाला होता है। ये दोनों ही नींद लाती हैं और एलर्जी के कारण होने वाले सिरदर्द में भी फायदा करती है। इन दोनों में से किसी भी एक से बनी दिन में तीन कप चाय पीने से दर्द और मतली में आराम पहुंचता है।

पिपरमिंट चाय—पिपरमिंट में ऐसे तेल पाये जाते हैं, जो मांसपेशियों की जकड़न को दूर करके सिरदर्द से छुटकारा दिलाते हैं। अतः सिरदर्द शुरू होते ही एक कप पी लें।

फीवरफ्यू—इससे रक्त की शिराओं को आराम पहुंचता है, जिससे माइग्रेन (आधा सीसी) और बुखार व संधिवात के कारण हुए सिरदर्द में राहत मिलती है।

वलेरियन और पैन फ्लावर—इससे मांशपेशियों की जकड़न दूर होती है और ये कुछ हद तक सैडेटिव (शांतिकारक) भी होते हैं।

सफेद विलो (पादप)—इसकी छाल में एस्पीरिन जैसी दर्दनाशक शक्ति होती है।

आधा शीशी पर परिक्षित योग

सिखहैरा के पत्ता और डंडी को कूट रस निकाल दो बूंद जिस ओर पीड़ा हो उससे दूसरे कान में 2 बूंद दोनों नथुनों में नरई से सूतें छींक आकर पीड़ा समाप्त होगी।

गर्मी की वजह से सिर दर्द हो जाए तो लौकी के बीज निकालकर खूब महीन करके माथे पर लेप करें।

पीपलामूल का चूर्ण 1-1 माशे आधे घण्टे के फासले से जल के साथ तीन बार देने से सिर दर्द जाता रहता है।

मिरगी

रोगी को अचानक बेहोशी आ जाती है। उसके हाथ-पैर कांपते हैं। मुंह से झाग आते हैं। शरीर में कड़ापन आ जाता है और मस्तिष्क में संतुलन का अभाव हो जाता है।

- अकरकरा 100 ग्राम, पुराना सिरका 100 ग्राम शहद। पहले अकरकरा को सिरके में खूब घोटें बाद में शहद मिला दें। 5 ग्राम दवा प्रतिदिन प्रातः काल चटावें। मिरगी का रोग दूर होगा।

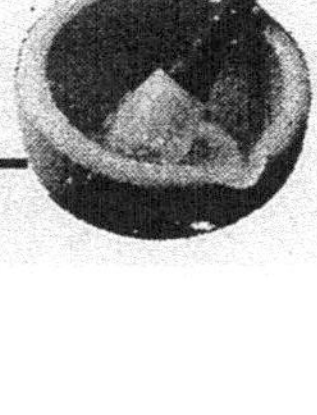

- बच का चूर्ण एक ग्राम प्रतिदिन शहद के साथ चटावें। ऊपर से दूध पिलायें। बहुत पुरानी और घोर मिरगी भी दूर हो जाती है।
- बेहोश रोगी को लहसुन कूटकर सुंघाने से होश आ जाता है।
- प्रतिदिन 3-5 काली लहसुन, दूध में उबालकर पिलाने से मिरगी दूर हो जाती है।

पागलपन

यह एक मानसिक रोग है। चीखना-चिल्लाना, कपड़े फाड़ना, बकवास करना, खुद-ब-खुद बातें करना, हंसना अथवा रोना, मारने अथवा काटने को दौड़ना, अपने बाल आदि नोंचना ही इसके प्रमुख लक्षण हैं।

यह रोग कई प्रकार की विकृतियों के कारण हो सकता है। जैसे-अत्यधिक प्रसन्न होना, कर्जदार अथवा दिवालिया हो जाना, अत्यधिक चिन्तित रहना, भय, शोक, मोह, क्रोध, हर्ष मैथुन में असफलता, काम-वासना की अतृप्ति अथवा मादक पदार्थों का अत्याधिक सेवन करना। अतः पागलपन के मूल कारण को जानकर ही औषधियों का प्रयोग करना चाहिए।

- खिरेंटी (सफेद फूलों वाली) का चूर्ण साढ़े तीन तोला 10 ग्राम पुनर्नबा की जड़ का चूर्ण इन दोनों को क्षीर-पारू की विधि से दूध मे पकाकर तथा ठण्डा कर नित्य प्रातः काल पीने से घोर उन्माद भी नष्ट हो जाता है।
- पीपल, दारूहल्दी, मंजीठ, सरसों, सिरस के बीज, हींग, सोंठ, काली मिर्च, इन सबको 10-10 ग्राम लेकर कूट-पीसकर छान लें। इस चूर्ण को बकरी के मूत्र में पीसकर नस्य देने तथा आंखों में आजमाने से उन्माद, ग्रह तथा मिर्गी रोग नष्ट होते हैं।
- सरसों के तेल की नस्य देने तथा सरसों का तेल आंखों में आंजने से पागलपन का रोग दूर होता है। ऐसे रोगी के सारे शरीर पर सरसों का तेल लगाकर और उसे बांधकर धूप में चित्त सुला देने से भी इस रोग से छुटकारा मिल जाता है।
- ब्राह्मी के पत्तों का स्वरस 40 ग्राम, 12 रत्ती कूट का चूर्ण तथा 48 रत्ती शहद, इन सबको मिलाकर पीने या पिलाने से भी पागलपन के लक्षण जाते रहते हैं।

- 20 ग्राम पेठे के बीज़ों की गिरी रात के समय किसी मिट्टी के बर्तन में 50 ग्राम पानी में डालकर भिगों दें। सवेरे उसे सिल पर पीसकर छान लें तथा 6 माशा शहद मिलाकर पिलायें। 15 दिन तक नियमित इसका सेवन कराने से पागलपन (यदि वह वास्तव में हो और रोगी ढोंग न कर रहा हो तो) दूर हो जाता है।
- तगर, बच तथा कूट, सिरस के बीज, मुलहठी हींग, लहसुन का रस इन्हें एक भार (प्रत्येक 10 ग्राम) में लेकर बारीक पीस कर छान लें। फिर इन्हें बकरी के मूत्र में पीसकर, नस्य देने तथा आंखों में डालने से पागलपन का रोग दूर हो जाता है।

चक्करों का आना

- मालकांगनी के बीज–पहले दिन 1, दूसरे दिन 2 और तीसरे दिन 3, इसी प्रकार 21 दिनों तक 21 बीजों तक पहुंच जायें। फिर इसी प्रकार घटाते हुए। आखिर तक पहुंच जायें। उपरोक्त बीज निगलकर ऊपर से दूध पीयें। इससे दिमाग की कमज़ोरी के कारण आने वाले चक्कर दूर हो जाते हैं।
- मालकांगनी का चूर्ण 3 ग्राम प्रातः सायं दूध से लेने से (एक बड़ी चाय की चम्मच) दिमाग की कमजोरी दूर होती है।
- 50 ग्राम शंखपुष्पी और 50 ग्राम मिश्री को पीस कर चूर्ण बना लें। 6 ग्राम चूर्ण प्रातः काल गाय के दूध के साथ खाने से चक्करों का आना बन्द हो जाता है।
- बच का 4 ग्राम चूर्ण खाकर ऊपर से दूध पीने से दिमाग को शक्ति मिलती है।
- 5 से 10 बूंद तक मालकांगनी का तेल मक्खन या मलाई में डालकर खाने से दिमाग की कमजोरी दूर होकर चक्करों का आना बन्द हो जाता है।
- शंरवांहूली बूटी 7 ग्राम और 7 दाने काली मिर्च को ठण्डाई की तरह घोटकर, मिश्री मिलाकर पीने से चक्करों का आना बन्द हो जाता है।

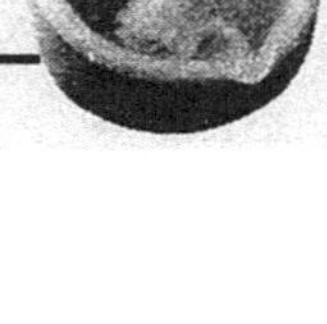

- सौंफ 6 ग्राम, 7 बादाम की गिरी और 6 ग्राम मिश्री का चूर्ण बनाकर रात को दूध के साथ सेवन करने से दिमाग की कमजोरी दूर होकर चक्कर आने बन्द हो जाते है। पूरे सवा महीने इसका सेवन करें।

फालिज

इसमें शरीर के अंग निष्क्रिय और चेतना शून्य हो जाते हैं। शरीर का हिलना-डुलना मुश्किल हो जाता है।

- शरीर के जिस अंग पर फालिज गिरी हो, उस पर खजूर का गूदा मलने से फालिज दूर होती है।
- हरताल वर्की 20 ग्राम, जायफल 40 ग्राम, पीपली 40 ग्राम, सबको कूट-पीसकर कपड़छन कर लें। आधा-आधा ग्राम सुबह-शाम शहद में मिलाकर लें। ऊपर से गर्म दूध पिएं। बादी की चीजों का परहेज रखें।
- वीर बहूटी के पांव तथा सिर निकालकर जो अंग बचें, उसे पान में रखकर कुछ दिन तक लगातार सेवन करने से फालिज रोग दूर होता है।
- काली मिर्च 60 ग्राम लेकर पीस लें। फिर इसे 250 ग्राम तेल में मिलाकर कुछ देर पकायें। इस तेल का पतला-पतला लेप करने से फालिज दूर होता है। इसे उसी समय ताजा बनाकर गुनगुना लगाया जाता है।

लकवा

इस बीमारी में रोगी का आधा मुंह टेढ़ा हो जाता है। गर्दन टेढ़ी हो जाती है, मुंह से आवाज नहीं निकल पाती है। आंख, नाक, भौंह व गाल टेढ़े पड़ जाते हैं, फड़कते हैं और इनमें वेदना होती है। मुंह से लार गिरा करती है।

- राई, अकरकरा, शहद तीनों 6-6 ग्राम लें। राई और अकरकरा को कूट-पीसकर कपड़छन कर लें, और शहद में मिला लें। इसे दिन में तीन-चार बार जीभ पर मलते रहें। लकवा रोग दूर होगा।
- 25 ग्राम छिला हुआ लहसुन पीसकर, 200 ग्राम दूध

में उबालें, खीर की तरह गाढ़ा होने पर उतारकर ठंडा होने पर खावें।

- सौंठ और उड़द उबालकर इसका पानी पीने से लकवा ठीक होता है। यह परीक्षित प्रयोग है।
- 6 ग्राम कपास की जड़ का चूर्ण, 6 ग्राम शहद में मिलाकर सुबह-शाम लेने से लाभ होता है।
- लहसुन की 5-6 कली पीसकर उसे 15 ग्राम शहद में मिलाकर सुबह-शाम लेने से लकवा में आराम मिलता है।

दिमागी ताकत

बबूल का गोंद आधा किलो शुद्ध घी में तल कर फूले निकाल लें और ठण्डे करके बारीक पीस लें। इसके बराबर मात्रा में पिसी मिश्री इसमें मिला लें। बीज निकाली हुई मुनक्का 250 ग्राम और बादाम की छिली हुई गिरी 100 ग्राम—दोनों को खल बट्टे (इमाम दस्ते) में खूब कूट-पीसकर इसमें मिला लें। बस योग तैयार है।

सुबह नाश्ते के रूप में इसे दो चम्मच (बड़े) याने लगभग 20-25 ग्राम मात्रा में खूब चबा-चबा कर खाएं। साथ में एक गिलास मीठा दूध घूंट-घूंट करके पीते रहें। इसके बाद जब खूब अच्छी भूख लगे तभी भोजन करें। यह योग शरीर के लिए तो पौष्टिक है ही, साथ ही दिमागी ताकत और तरावट के लिए भी बहुत गुणकारी है। छात्र-छात्राओं को यह नुस्खा अवश्य सेवन करना चाहिए।

❑ ❑

दांत व मुंह के रोग

दांतों की मजबूती के लिए

- दांतों का साफ और मजबूत रहना अत्यंत आवश्यक है। दांत साफ न रहने पर मुंह से दुर्गंध आने लगती है। दांतों में कीड़े पड़ जाते हैं। धीरे-धीरे मसूढ़े ढीले पड़ जाते हैं तथा इनसे खून भी बहने लगता है। बाद में दांत हिलने व गिरने लगते हैं।
- भोजन करने या कुछ खाने के बाद अगर मुंह व दांत साफ नहीं किये गये तो दांतों के ऊपर एक चिपचिपी पर्त जम जाती है, जिस पर जीवाणु उत्पन्न हो जाते हैं। ये जीवाणु दांतों के बीच में अटके भोजन-कणों के प्रोटीन पर जीवित रहते हैं। इसी बीच वे एक प्रकार का अम्ल बनाते रहते हैं, जिस कारण मुंह से दुर्गंध आने लगती है।
- इसलिए प्रातःकाल के अतिरिक्त दोपहर व रात्रि-भोजन के पश्चात भी दांत साफ करना अत्यंत आवश्यक है। बल्कि यह ध्यान में रख लेना चाहिए कि प्रातःकाल दांत साफ करने की अपेक्षा रात्रि भोजन के पश्चात दांत साफ करना अधिक महत्वपूर्ण है। दांत साफ करने के अतिरिक्त मसूढ़ों की भी मालिश करनी चाहिए। इससे मसूढ़े व दांत मजबूत बने रहते हैं।
- नीम की दातून दांत साफ करने के लिए सबसे अच्छी सामग्री है। दातून नीम की पकी टहनी की होनी चाहिए। इसकी कूंची अच्छी बनती है। इसके लिए दातून को दांतों के नीचे दबा और घुमा घुमा कर मुलायम व महीन कूची बनाना आवश्यक है, अन्यथा मसूढ़ों में घाव हो सकते हैं। कूची बन जाने पर इसे दांतों के ऊपर-नीचे चलाना चाहिए न कि अगल-बगल। ऊपर-नीचे दातून करने से दांतों के बीच में अटके हुए कण निकल जाते हैं और अगल-बगल चलाने से ये कण व अन्य मैल दांतों के बीच के स्थानों में और भी अधिक मजबूती के साथ बैठ जाते हैं। नीम की दातून करने से कीड़े भी मर जाते हैं।

- बबूल का दातून भी बहुत महत्वपूर्ण होता है। ये दांत साफ करने के अतिरिक्त दांतों को मजबूत भी करते हैं।
- दांतों की सुरक्षा के लिए पान, तम्बाकू, खैनी, पान पराग का प्रयोग, धूम्रपान और मदिरा से परहेज रखना प्रत्येक दशा में अनिवार्य है। ऐसा न करने पर दांत भूरे व काले हो जाते हैं। मुंह से दुर्गंध आती रहती है। धूम्रपान करने से अन्य घातक रोगों का प्रकोप होने के अतिरिक्त होंठ व मसूढ़े काले पड़ जाते हैं। दांत साफ करने के लिए किस्म-किस्म के दंत मंजनों का प्रयोग भी कर सकते हैं।
- आंवला दांत से काट-काट कर चबाकर खायें। इससे दांत मजबूत और साफ रहते हैं। इसके अलावा यदि दांतों में कीड़े लगे हुए रहते हैं तो वे भी समाप्त हो जाते हैं।
- अमरूद, नाशपाती व सेब जैसे कड़े फलों को भी दांत से काट कर चबाकर खाने से दांत मजबूत होते हैं। नींबू का रस प्रयोग करने के पश्चात इसके छिलके के भीतरी भाग में थोड़ा-सा बारीक नमक छिड़क कर दांत पर मलें। दांत सफेद होकर चमकने लगेंगे।
- सरसों के शुद्ध तेल में बारीक छना हुआ नमक मिला कर अंगुली से मसूढ़ों और दांतों पर मालिश करें। दांत साफ व मजबूत बने रहेंगे। मसूढ़े भी मजबूत हो जायेंगे। दातून की कूंची में इन्हें लगाकर भी दातून कर सकते हैं। फिटकरी खूब बारीक छान लें। इसी पाउडर से नित्य मंजन करें। दांत साफ व कीटाणुरहित हो जाएंगे।
- तुलसी की पत्तियां छाया में सुखाकर उसका चूर्ण बना लें। इसी पाउडर से नित्य मंजन करें। मसूढ़े व दांत मजबूत हो जायेंगे। मुंह से दुर्गंध नहीं आयेगी। दांत के दर्द और पायरिया में भी राहत मिलेगी। नींबू के छिलके धूप में सुखा लें। खूब करकरा हो जाने पर इन्हें बारीक कूट और छान लें तथा शीशी में रखकर बंद कर लें। इसी पाउडर से जरा-सा नमक मिलाकर मंजन करें, दांत चमक जाएंगे।
- अनार के छिलके का पानी उबालकर रख लें। सुबह-शाम इस पानी को गुनगुना कर के गरारा करने से भी मुंह की दुर्गंध ठीक हो जाती है।
- जायफल, लौंग व छोटी इलायची के दाने चार-चार ग्राम लेकर उसमें थोड़ा-सा कपूर मिला लें। इन सब को गुलाब जल से पीस कर छोटी-छोटी गोलियां बना लें। दिन में 2-3 बार एक-एक गोली चूसते रहें। मुंह की दुर्गंध समाप्त हो जायेगी।
- एक चाय के चम्मच जितना अदरक का रस आधा गिलास गुनगुने जल से मिलाकर सुबह-दोपहर व शाम

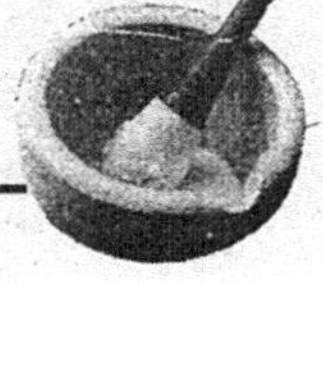

इससे कुल्ला व गरारे करने से मुंह की दुर्गंध दूर होती है।

- नींबू पानी समय-समय पर पीते रहने और इससे कुल्ला करते रहने से भी मुंह में लार बनी रहती है। जिससे जीवाणु दांतों पर नहीं पल पाते। इस कारण मुंह की दुर्गंध समाप्त हो जाती है, और दांत भी साफ हो जाते हैं।

दांत मसूढ़ों का दर्द

सामग्री—नीला थोथा 10 ग्राम, सफेद कत्था 10 ग्राम।

विधि—दोनों को अलग-अलग तवे पर भून कर जला लें और समान वजन में मिला कर पीस छान लें। इसे शीशी में भर कर रख लें।

सेवन विधि एवं लाभ—इसे दिन में 2-3 बार मसूढ़ों पर अंगुली से लगा कर, थोड़ी देर तक सिर झुका कर खूब घिसें। लार टपकाते रहें। लार को कण्ठ से नीचे पेट में कदापि न जाने दें इसीलिए मुंह को नीचे झुका कर लार टपकाते हुए मसूढ़ों को घिसना चाहिए। अंगुली को दो बार चूर्ण से लगा कर मंजन करना काफी है। इस प्रयोग के बाद 10-15 मिनट तक लार थूकते रहें, थूक न निगलें फिर साफ पानी से खूब कुल्ले करके मुंह साफ कर लें। इस प्रयोग से मसूढ़ों की सूजन, मसूढ़ों की सड़न व पिलपिलापन, दर्द, मुख से दुर्गंध आना आदि सभी व्याधियां नष्ट हो जाती हैं। मसूढ़े मजबूत और सख्त होते हैं जिससे दांत भी मजबूत होते हैं। जिनके मुंह से दुर्गंध आती हो और मसूढ़े खराब हों उन्हें यह प्रयोग अवश्य करना चाहिए।

दांत का हिलना

- सेंधा नमक और राई के तेल को दांतों पर सुबह एवं रात के भोजन के बाद मलने से दांत का हिलना रुक जाता है।
- 10 ग्राम लौंग और 1 ग्राम सेंधा नमक को पीसकर दांतों पर मलने से दांत का हिलना रुक जाता है।
- मौलसिरी की दातून का मुलायम ब्रश बना कर उससे दांत साफ करने से उनका हिलना धीरे-धीरे रुक जाता है।
- तुलसी और चमेली के पत्तों को चबाने से दांतों को आराम मिलता है।
- पीपल की छाल का चूर्ण बनाकर दांतों पर मलें। बाद में गर्म एवं ठंडे पानी से बार-बार कुल्ले करने से दांत का हिलना रुक जाता है।
- बकुलादि तेल को दांतों पर मलने से दांत का हिलना कुछ दिनों में रुक जाता है।

- मोथा, हरड़, त्रिकटु, वायविडंग 1-1 भाग लेकर, नीम की हरी पत्ती दो भाग लेकर पीसें। गोमूत्र के साथ इनकी गोलियां बनाएं। 1-1 गोली सुबह-शाम मुख में रखने से दांत का हिलना रुक जाता है।

पायरिया

बहुत बारीक पिसे सेंधा नमक को, आधा चम्मच हथेली पर रख कर उसमें सरसों का तेल डालें। फिर हथेली को टेढ़ी कर तेल की बूंदों से, उंगली से मसूढ़ों की हल्की-हल्की भली प्रकार मालिश रात में सोने से पहले करें। यदि खून निकले तो निकलने दें। कुछ देर मालिश करते रहने पर तेल भीगा बचा नमक दांतो, दाढ़ों पर लेप की तरह करके, तत्काल गुनगुने पानी से कुल्ले कर लें। इस विधि प्रयोग से दांतों में मीठा, ठण्डा, गर्म व खट्टा लगना बन्द हो जाता है।

इससे दांत सुन्दर और मजबूत होते हैं। काली पपड़ी नहीं जमती। दांतों के कीड़े नष्ट हो जाते हैं। दांतों का दर्द और मसूढ़ों की सूजन समाप्त हो जाती है। तथा फूले मसूढ़ों से खून निकलना बन्द हो जाता है। इसके नियमित करते रहने से पायरिया रोग नष्ट हो जाता है।

- आंवला जलाकर उसमें थोड़ा-सा सेंधा नमक मिलाकर सरसों के तेल के साथ मंजन करने से पायरिया रोग दूर हो जाता है।
- 30 ग्राम नमक, 1 माशा पोटेशियम परमैंग्नेट, 20 ग्राम माजूफल का चूर्ण बनाकर रोजाना मंजन करने से पायरिया नष्ट हो जाता है।
- इलायची, लौंग और खस के तेल को मिलाकर दांतों पर मलने से पायरिया ठीक होकर मुख की दुर्गंध दूर होती है।
- नीम की कोमल पत्तियां, काली मिर्च और काला नमक प्रतिदिन प्रातः काल सेवन करने से रक्त शुद्ध होकर पायरिया मिटता है।
- जीरा, सेंधा नमक, हरड़, सेमल के कांटे, दालचीनी, शुद्ध कुचला, शुद्ध मिलावा, दक्षिणी सुपाड़ी, मौलासिरी की छाल, माजूफल और अकरकरा को समान भाग लेकर किसी बन्द बर्तन में आग में जला लें। फिर इन्हें पीस कर मंजन करने से पायरिया सदैव के लिए दूर हो जाता है।

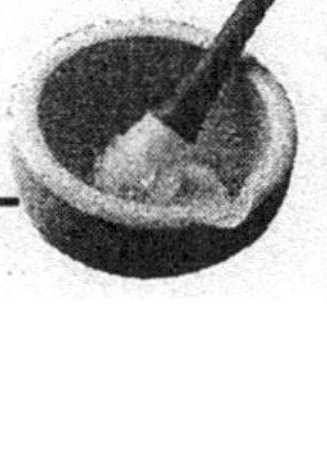

मसूढ़ों के रोग

- अंजीर को पानी में उबालकर उसके पानी से कुल्ले करने से मसूढ़ों के रोग दूर हो जाते हैं।
- नीम का तेल लगाने से मसूढ़ों के रोग मिट जाते हैं।
- कत्था चूसने से मसूढ़ों की पीड़ा मिट जाती है।
- लार अधिक बहती हो, तो मुराद के पत्ते उबालकर उसके पानी से कुल्ले करें।
- यदि मसूढ़ों से दुर्गन्ध आती हो, तो समुद्रझाग तथा तिल मिलाकर खाना चाहिए।
- हरड़ के काढ़े में शहद मिलाकर पीने से मुख के सभी रोग शान्त हो जाते हैं।
- बेल के 50 ग्राम शर्बत में 50 ग्राम दूध मिलाकर पीने से मसूढ़ों के सभी रोग मिट जाते हैं।
- सिरके में नमक और फिटकरी डालकर कुल्ला करने से मसूढ़ों से खून रिसना बंद हो जाता है।
- सरसों के तेल में शहद मिलाकर कुल्ला करने से मसूढ़ों के सभी रोग नष्ट हो जाते हैं।
- बबूल की छाल के काढ़े से कुल्ला करने से मुंह, दांत एवं मसूढ़ों के रोग दूर हो जाते हैं।

दांत दर्द में उत्तम नुस्खा

सफेद फिटकरी 1 छटांक को आक के दूध में खरल कर दर्द की जगह लगाने से दर्द फौरन दूर होता है।

दांत का कीड़ा नाशक योग

कठेरी फल के बीज चिलम में रखकर तम्बाकू के समान पीएं तो कीड़े के कारण दांत का दर्द मुख में धुआं रोकने से बन्द होगा। यह आजमाया योग है।

मजबूत दांत करने की दवा

नीलाथोथा घी भुना हुआ, सोंठ, कत्था सफेद जली हुई सुपारी सबको पीस मंजन बनायें, इसके रोज प्रयोग से दांत साफ हो जाते हैं।

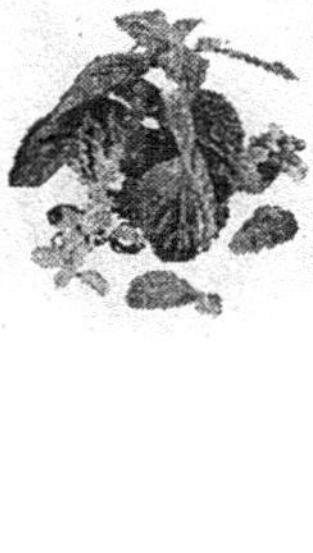

सीप का जला हुआ चूर्ण, मक्का की जली हुई गिल्ली 2-2 तोले, बालछड़ 1 तोला, काली मिर्च 3 माशे, फिटकरी एक तोला, सबको डालकर तथा पीस छानकर मंजन करने से दांत साफ हो जाते हैं।

मुंह के छाले

छाले हो जाने पर हमें बेहद परेशानी होती है। खाना-पीना दुःश्वार हो जाता है। आइए, इन कष्टदायक छालों से मुक्ति पाने के कुछ असरकारक व आसान उपाय आपको बताएं—

- पानी में एक चम्मच फिटकरी डालें, उसे अच्छी तरह से मिला लें। इस पानी से दिन में चार बार कुल्ला करें।
- जामुन के ताजे पत्तों का रस निकालें, दिन में तीन-चार बार छालों पर लगाएं। लाभ होगा।
- रात को सोते समय मक्खन या घी लगा लें, जलन शांत होगी, छाले जल्दी ठीक होंगे।
- मिश्री व इलायची साथ लेकर चबाएं, लाभ होगा।
- हरड़ घिस कर लेप तैयार कर लें, छालों पर लेप करें, आराम मिलेगा।
- सूखा नारियल दिन में तीन-चार बार चबाएं, लाभ होगा।
- पुदीने की ताजी पत्तियां मिश्री के साथ चबाइये, आराम मिलेगा।
- आंवले के पत्तों को एक लीटर पानी में उबालें, पानी छानकर फ्रिज में रख लें। दिन में चार बार इसी जल से कुल्ला करें।
- ताजे बेलपत्र दिन में तीन-चार बार चबाएं, छाले जल्दी ठीक होंगे।
- कुल्फा (एक प्रकार की हरी सब्जी) के पत्तों को महीन पीसकर छालों पर लेप करें, आराम मिलेगा।
- छोटी पीपल को पीसकर शहद में मिलाएं। इस मिश्रण को जीभ व मुंह के भीतरी हिस्से में लेप करें, छालों में शीघ्र आराम मिलेगा।
- चमेली के साफ पत्तों को दिन में तीन बार चबाएं। नियमित प्रयोग से छाले शीघ्र ही ठीक होंगे।

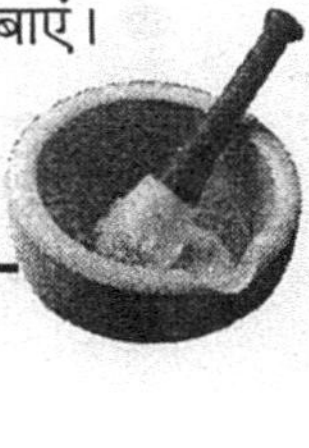

मुंह में अल्सर हो जाए तो क्या करें?

मुंह का अल्सर एक आम बीमारी है। इसके कई कारण हैं। मुंह काटना (दांत से), संक्रमण, आनुवंशिकता तथा आहार में विटामिन बी-12 जैसे महत्वपूर्ण घटकों की कमी या खून की कमी आदि। तनाव या चिंता भी इसका एक प्रमुख कारण है। मुंह का अल्सर इतना तकलीफदेह होता है कि खाना और बोलना कठिन हो जाता है। मुंह के अल्सर की तकलीफ से निजात पाने के लिए नीचे दिए उपाय करें।

- 'एडकॉर्टिल इन ऑरबेज' नामक दवा मुंह के अल्सर की तकलीफ में काफी राहत पहुंचाती है। इसके इस्तेमाल से अल्सर पर एक सुरक्षात्मक आवरण चढ़ जाता है जिससे घाव जल्दी भर जाता है। इसका दूसरा इलाज कॉरलेन (Corlan) है। इसमें 'बायोरल जैल' होता है जो घाव को भरने में मदद करता है, जबकि 'मेडीजैल' से दर्द कम हो जाता है। इसमें शामिल मेन्थॉल दर्द कम करने के साथ-साथ ऐन्टीसेप्टिक भी होता है।
- कोर्सोडिल नामक माउथवॉश से भी काफी आराम होता है। इसे आप किसी भी कैमिस्ट की दुकान से खरीद सकते हैं या दांत के किसी डॉक्टर के पास जा कर ऐन्टीबायोटिक वाश करा सकते हैं।
- अगर अल्सर मुंह में एक ही स्थान पर बार-बार होता है तो इसका कारण नुकीला दांत हो सकता है। ऐसी हालत में दंत चिकित्सक उसे समतल बना सकता है।
- मुंह का अल्सर अधिकांश मामलों में एक सप्ताह के अंदर ही ठीक हो जाता है अगर वह दो-तीन सप्ताह तक बना रहे तो दंत-चिकित्सक के पास जाना जरूरी हो जाता है।
- पेट साफ रखें, कब्ज़ न होने दें, मिर्च-मसाले व चिकनाई युक्त भोजन से परहेज रखें।

❑ ❑

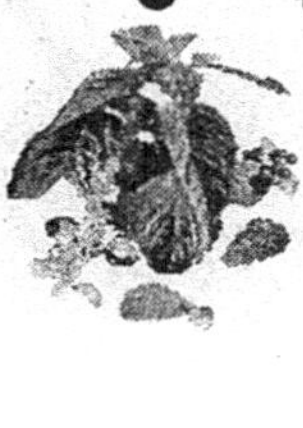

आंख/नाक/कान के रोग

आंखों के रोग तथा उपचार

आंखों के बिन इन्सान के लिये यह संसार सूना है, किसी ने ठीक कहा है कि—

आंखों के बिना यह संसार सूना है, आंखें गई तो पूरा जहान गया। इसलिये आप सब अपनी आंखों का पूरा ध्यान रखें।

- मकोय का रस हर रोज आंखों में सुरमे के स्थान पर लगाने से आंख रोग भागते नजर आते हैं।
- गुलाब बूना का काढ़ा तैयार करके उससे सुबह तथा रात को सोते समय आँखों को धोने से आँखों का हर प्रकार का दर्द ठीक हो जाता है।
- वृक्ष पर पले, अनार के छिलके उतार कर, उन्हें सुखाकर अनार के रस में घिसें, उसमें लाल (गुंजा) के छुआरे का छिलका निकाल उसे घिसे, इस अंजन को आंखों में हर रोज लगाने से नजर ठीक हो जायेगी।
- रीठे का छिलका पानी में घिर कर लगायें इससे आंख रोग जाते रहेंगे।
- बेर की गुठली को घिस कर आंखों में लगाने से आंख रोग भागते नजर आते हैं।
- बबूल के पत्तों के रस का लेप नेत्रों पर हर रोज करें तो आंखों की सूजन दूर हो जाएगी तथा पानी का गिरना बन्द हो जायेगा। बबूल का गोंद जल में डालकर उसे

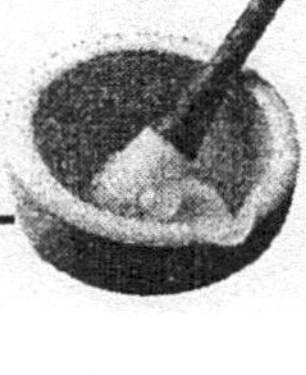

अच्छी तरह से घोल लें फिर उस पानी की एक-एक बूंद आंखों में डालें, तो कुकरों का रोग ठीक हो जाता है।

- आरंड (रेड़) के पत्तों को पीसकर जौ के आटे में मिलाकर इनका लेप तैयार करें, इस लेप को उन रोगियों की आंखों पर लगाएं जिनकी आंखें सूज गई हैं। इन पर पट्टियां बांध दें तो बारह घंटे में सूजन गायब हो आंखें ठीक हो जाएंगी।
- भुंज बूटी के फलों को जल के बिना एक-एक करके जितना भी खा सकें दस तक खालें, इन्हें सुबह के समय खाएं तो जीवन में कभी आंखों का रोग नहीं होगा।
- लाल मिर्च के 25 वर्ष पुराने पौधे की जड़ को पानी के साथ किसी साफ पत्थर पर घिस कर आंखों में अंजन के रूप में डालने से आंख रोग भागते हैं, तथा नजर भी तेज होती है, यहां तक कि मोतिया बिन्द भी इससे ठीक हो जाता है।
- अरहर की जड़ को पानी में पीसकर, सुरमे की सलाई से सुबह शाम आंखों में लगाने से आंखों के कुकरे दूर हो जाते हैं।
- प्याज के रस में रसौत को घिस कर और हर रोज सोते समय लगाते रहें तो आंखों के जाले और धुंधलापन दिखायी देना दूर हो जाता है।

नाक के रोगों का उपचार

- बबूल का गोंद लचूर और अफीम एक-एक चुटकी लेकर मिला लें इस ड्रापर से एक-एक बूंद डालें तो नकसीर आनी बंद हो जायेगी।
- नीम की पत्तियों (कोपलों) का रस एक-एक बूंद नाक में हर रोज डालें तो सांस रोग ठीक हो जाएंगे बन्द नाक खुल जायेगी।
- नकसीर रोग में अक्सर लोगों को राह चलते भी नाक से खून आने लगता है, बच्चों को तो खासकर इस रोग का शिकार होना पड़ता है। ऐसे रोगियों के लिये, फिटकरी को पानी में घोलकर नाक में डालकर उसे गले से बाहर निकालते हुए नाक के कुल्ले करने से नकसीर रोग कुछ ही दिनों में ठीक हो जाता है।
- नींबू के रस को पिचकारी से नाक में दो-दो बूंद डालते रहें तो भी नकसीर रोग ठीक हो जायेगा।

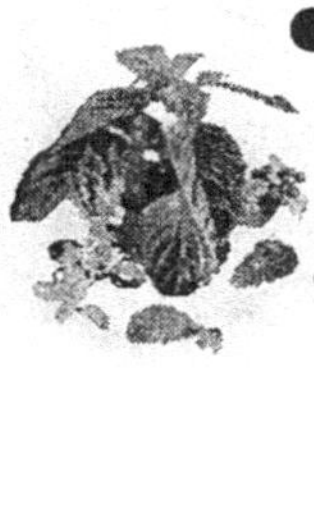

कान के रोग

कान के दर्द का इलाज

सुदर्शन और आक के पत्तों का रस 1-1 पाव लें। मीठे तेल में पकायें और जब खूब पक जाए तो छानकर शीशी में भरें। इसे कान में डालें दर्द बन्द होगा।

कान बहने की दवा

रसौत, शहद और औरत का दूध मिला कान साफ करके 2-3 बूंद दिन में तीन बार डालने से कान बहना रुक जायेगा या बारीक पिसा सिलोचन नली से दिन में 2-3 बार डालने से कान बहना बन्द होगा।

कान बहने की अन्य दवा

कान बहने में कोकर के फूलों को तेल में पकाकर छान लो। यह कान बहने की उत्तम दवा है।

कान के दर्द में बन्दौल का फल

कर्ण शूल में बन्दौल के फल 5 तोले क्वाथ में 20 तोले तिल का तेल डाल कर आग में पकावें। ठण्डा होने पर दवा मिला रख दें। इसकी दो बूंद कान में डालने से कान का दर्द बन्द हो जायेगा।

नाक, कान, मुख घाव पर धूम्र

नाक के क्रमी (जिन्हें पीनस कहते हैं) कान के घाव में हो जाते हैं। दांत के कीड़े व बाहरी किसी घाव में कीड़े पड़ जाएं तो आग के ऊपर बन्दल फल का चूर्ण डाल नाक दांत घाव में धुंआ दें कीड़े मरकर आराम मिलेगा।

कान के घाव भरने का नुस्खा

बबूल के फल लेकर सरसों के तेल में आग पर जलायें। इस तेल को छानकर कान में दो बूंद डालने से कान का बहना बन्द हो जाता है। आजमाया योग है।

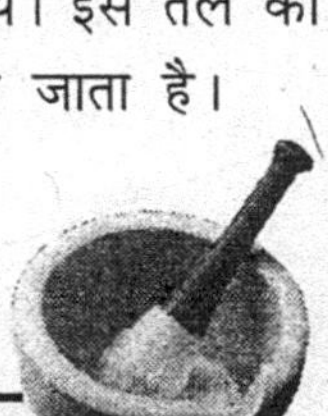

कान के समस्त रोगों की दवा

प्याज का रस गर्म कर एक या दो बूंद कान में डालिये। कान का बहरापन, कान का दर्द नाक का अब्द एवं बहना आदि शिकायत समाप्त हो जाती है।

कान बहने का योग

इन्द्रायन का कच्चा ताजा फल लेकर तिल के तेल में आग पर कढ़ाई में पकाएं। छानकर शीशी में भरें। इस तेल की एक-दो बूंद रोज सुबह शाम डालने से 25-30 दिन में लाभ मिल जाता है। इससे कान के कीड़े मर जाते हैं।

❑ ❑

उदर के रोग

भूख कैसे बढ़ाएं

- लीची के 5-6 फल भोजन करने के दो घंटे पूर्व चूस-चूसकर खा लें। भूख खुल जाएगी।
- अनन्नास का रस आधा गिलास भोजन करने के पूर्व पी लेने से भूख लगने लगती है।
- चूसने वाले आम का आधा से पौना प्याला रस लेकर उसमें थोड़ा-सा सेंधा नमक मिला लें। भोजन करने से पूर्व इस रस को थोड़ा-थोड़ा पीते रहें। कुछ देर में भूख लगने लगेगी।
- अदरक भोजन में स्वाद और रुचि उत्पन्न करता है। छह ग्राम अदरक खूब महीन कतरकर, उसमें नमक मिलाकर दिन में भोजन के आधा घंटा पूर्व एक बार खाते रहने से 7-8 दिन में भूख लगने लगती है और पेट की गैस साफ हो जाती है।
- केवड़े के फूल को पानी में छोड़ दें। कुछ देर बाद उस पानी को पी जाएं। भूख खुल जाएगी। इसी के साथ शरीर की गर्मी भी निकल जाएगी और शरीर में तरावट आ जाएगी।
- तरबूज के बीच की गिरी खाने से भूख बढ़ती है।
- बेल का फल क्षुधावर्धक होता है।
- इमली की पत्तियों की चटनी बनाकर खाने से भूख लगती है और खाना भी हजम होता है।
- अनार भी क्षुधावर्धक होता है। इसका सेवन करते रहने से भूख बढ़ती है।
- नींबू का रस पानी में डालकर नित्य प्रातः निराहार पीने से भूख बढ़ती है।

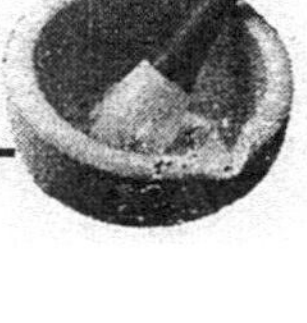

- टमाटर का सॉस (चटनी) चाटते रहने या पके टमाटर की फांकें चूसते रहने से भूख खुल जाती है।
- मेथी भूख बढ़ाती है। सभी अचारों में मेथी का प्रयोग किया जाता है। अतः भूख बढ़ाने के लिए किसी भी अचार की एक फांक लेकर चूसते रहना लाभकर रहता है।
- दो छुहारों का गूदा निकालकर डेढ़ पाव दूध में पका लें। छुहारे का सत निकल आने पर गूदे को अलग करके दूध को पी जाएं। ऐसा करने से भूख बढ़ती है और खाना भी ठीक पचता है।
- जीरा, सोंठ, अजवाइन, छोटी पीपल और काली मिर्च सम मात्रा में ले लें। उसमें थोड़ी-सी भुनी हींग मिला लें। फिर इन सब को खूब बारीक पीसकर चूर्ण बना लें। इसे शीशी में रख लें। इस चूर्ण का थोड़ा-सा भाग मट्ठे में छोड़कर नित्य कम-से-कम दो सप्ताह तक लेते रहने से भूख बढ़ने लगती है।
- अधिक चाय का सेवन न करें, क्योंकि अधिक चाय पीने से भूख समाप्त हो जाती है। भोजन के पूर्व तो चाय कदापि न पीएं अन्यथा जो भूख होती है वह भी समाप्त हो जाती है। मद्यपान एवं तम्बाकू सेवन कदापि न करें।
- भोजन के आधा घंटा पूर्व चुकन्दर, गाजर, टमाटर, पत्ता गोभी, पालक व अन्य हरी साग-सब्जियों व फलीदार सब्जियों के मिश्रण का झोल (रसा) पीने से क्षुधा बढ़ती है।
- कागजी नींबू का पका हुआ एक नग ले लें। इसे काटकर दो फांकें कर लें। दोनों फांकों को 4-4 भाग में इस तरह कांटें कि वे अलग न होने पाए। इसके बाद एक टुकड़े पर काली मिर्च का चूर्ण छिड़क दें। दूसरे टुकड़े पर सोंठ का चूर्ण, तीसरे टुकड़े पर काले नमक का चूर्ण छिड़ककर किसी तश्तरी में रखकर ढक कर रात भर छोड़ दें। अगले दिन भोजन के 1 या डेढ़ घंटे पूर्व इन्हें चूस लें। नियमित रूप से ऐसा करते रहने से एक सप्ताह से तीन सप्ताह के भीतर भूख बढ़ने लगेगी।
- सेब के फल का सेवन करने से भूख बढ़ती है और रक्त भी शुद्ध होता है।

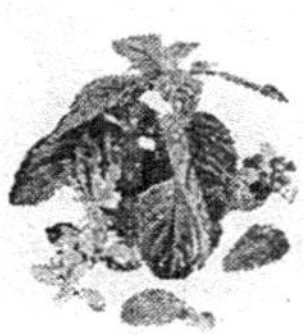

क्या करें जब एसिडिटी सताए

शायद ही कोई ऐसा व्यक्ति होगा जो कभी एसिडिटी (अम्लता) व बदहजमी का शिकार न हुआ हो। क्यों होती है एसिडिटी? एसिडिटी होने पर मरीज का बुरा हाल हो जाता है। न तो वह ठीक से खा-पी सकता है ऊपर से उल्टियां व खट्टी डकार आती हैं। कहां से आता है यह एसिड (अम्ल) और क्या है इसका उपाय? यह सभी सवाल हमारे जहन में उठते हैं।

एसिडिटी होने का अर्थ है कि हमारे अमाशय में अम्ल की मात्रा अधिक होना। जो कि सामान्यत: हमारे उदर की किसी व्याधि का लक्षण भी हो सकती है। हमारे आमाशय गोस्ट्रिक ग्लुकोजा (आमाशय की आंतरिक झिल्ली) से भोजन के पाचन के लिए कई प्रकार के एन्जाइम व हाइड्रोक्लोरिक अम्ल का स्राव होता है जो हमारी पाचन क्रिया के लिए आवश्यक होता है। कई बार मसालेदार भोजन, तली हुई खाद्य सामग्री, कुछ दवाइयां एवं एसिड स्राव के लिए कई उत्प्रेरक तत्वों जैसे सिगरेट, तम्बाकू, चाय, शराब व कॉफी इत्यादि के अत्यधिक सेवन से भी एसिडिटी हो जाती है।

यूं तो भोजन आदि करने के साथ ही हमारे आमाशय से हाइड्रोक्लोरिक अम्ल का स्राव आरम्भ हो जाता है तथा आवश्यकतानुसार स्राव के पश्चात स्वत: ही थम जाता है। यदि आमाशय में अम्ल की मात्रा आवश्यकता से अधिक होने लगे तो उसे 'एसिडिटी' होना कहते हैं।

एसिडिटी से प्रभावित व्यक्ति को सीने व पेट के ऊपरी हिस्से में जलन, खट्टी डकारें, उबकाइयां तथा अधिक होने पर उल्टियां होने लगती हैं। इसके साथ ही रोगी को भूख न लगना व कभी-कभी खाने के पश्चात पेट में दर्द की शिकायत भी होती है।

एसिडिटी को सामान्य समस्या समझ कर नजर अंदाज नहीं करना चाहिए क्योंकि एसिडिटी के कारण अल्सर व गैस्ट्राईटिस (आमाशय की आंतरिक परत में सूजन) आदि रोगों का जन्म भी हो सकता है। गैस्ट्राइटिस के होने के प्रमुख कारणों में शराब, सिगरेट, तम्बाकू अधिक मसालेदार व तले हुए भोजन तथा कुछ दवाएं जैसे एस्प्रिन, आइबुप्रोफेन, इन्डोमेथामिन आदि दर्द निवारक औषधियां हो सकती हैं। चिंता व तनाव भी एसिडिटी का कारण हो सकती है।

यदि किसी व्यक्ति को अक्सर एसिडिटी की शिकायत रहती है तो उसे उसके कारण को जानने की कोशिश करनी चाहिए। यदि आप किसी ऐसे पदार्थ या दवा का सेवन करते हैं जो एसिडिटी का

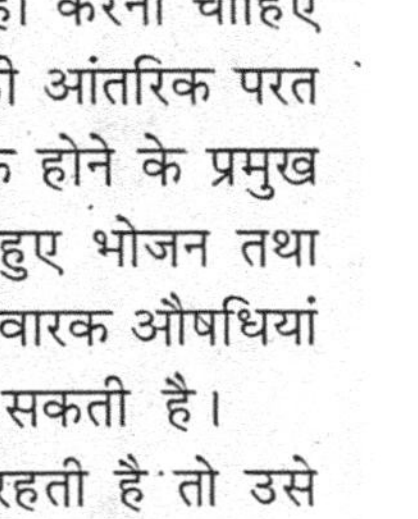

कारण हो सकते हैं तो तुरंत उन्हें त्याग देना चाहिए। यदि इनका सेवन चिकित्सक की सलाह से कर रहे हैं लेकिन उससे एसिडिटी होती है तो तुरंत इस बारे में चिकित्सक को अवगत कराएं। आमतौर पर लोग इस समस्या को पेट में गैस बनना भी कहते हैं तथा इससे छुटकारा पाने के लिए किसी चूर्ण, हाजमे की गोली अथवा पेट की जलन शांत करने के लिए सोडा या शीतल पेय का सहारा लेते हैं। इनसे रोगी को क्षणिक आराम तो मिल सकता है क्योंकि ये आमाशय में मौजूद अम्ल को सामान्य कर देते हैं, किन्तु इसका बनना कम नहीं कर सकते। फिर इसके सेवन के कुछ देर बाद ही इनमें मौजूद कुछ हानिकारक तत्वों से आमाशय में अम्ल की उत्पत्ति बढ़ सकती है।

एसिडिटी व अपचन के लिए कुछ घरेलू औषधियां भी कारगर साबित हो सकती हैं जैसे—

- सौंफ व अदरक या जीरे के साथ सेवन करने से पेट की जलन व हाजमे में लाभ होता है।
- अजवायन के बीजों से वाष्पन विधि द्वारा निकाले गये तेल की 2-3 बूंदें लेने से गैस, खट्टी डकार एवं पेट दर्द में आराम मिलता है।
- रोजमरी या गोदाना का अर्क निकाल कर 30 ग्राम की मात्रा में दिन में 3-4 बार सेवन करने से पेट में जलन, उबकाइयां व दर्द में राहत मिलती है।
- बबूना अथवा बबूनी के फूल का पाउडर एक से दो ग्राम या इसके फूलों के तेल की 2-3 बूंदें सीने में जलन, पेट दर्द एवं तनाव से उत्पन्न एसिडिटी में विशेष लाभदायक होती हैं।
- हरड़ या हरित का जूस, आंवले के रस के साथ भोजन के पश्चात सेवन करने से एसिडिटी व सीने की जलन में लाभ होता है।
- भोजन के पश्चात सौंफ के सेवन से सांस की बदबू, अपच व उल्टी में भी आराम मिलता है। इसके अतिरिक्त 15-20 ग्राम सौंफ को 100 ग्राम पानी में आधा घंटे उबाल कर बचे पानी का सेवन करने से अपच, उबकाइयां तथा खाने के पश्चात हुए दर्द व एसिडिटी में राहत मिलती है।
- मुलेठी की सूखी जड़ों को रातभर पानी में भिगोकर उस पानी को चावल के मांड में मिलाकर सेवन करने से अल्सर में

- लाभ होता है। मुलेठी पाउडर के सेवन से अल्सर से हुए पेट दर्द में राहत तथा अम्ल स्राव में भी कमी होती है।
- यदि बीमारी पुरानी है तो किसी कुशल चिकित्सक से परामर्श के पश्चात पूर्ण इलाज करवाना चाहिए।

हिचकी

वात के प्रकोप से कभी-कभी ऐसी हिचकी चलती है जो बन्द ही नहीं होती। प्रायः साधारण हिचकी पानी पीने, प्राणायाम करने, किसी चिन्ताजनक बात पर विचार करने और घी-चावल खाने से बन्द हो जाती है पर कभी-कभी कोई भी उपाय हिचकी बन्द करने में कामयाब नहीं हो पाता। ऐसी स्थिति में निम्नलिखित उपाय करना चाहिए।

सामग्री—मोर पंख का चन्द्राकार भाग, पीपल का चूर्ण और शहद।

विधि—मोर पंख का चन्द्राकार भाग कैंची से काट कर जला लें और भस्म कर लें। पीपल (पीपर) को खूब बारीक पीस लें। दोनों को समान मात्रा में मिला लें।

मात्रा और सेवन विधि—इस मिश्रण को एक चम्मच (लगभग 5 ग्राम) मात्रा में लेकर थोड़े से शहद में मिला कर चाट लें।

लाभ—इस प्रयोग से, एक या दो बार सेवन करने पर ही, हिचकी चलना बन्द हो जाती है। जब तक हिचकी बन्द न हो तब तक भोजन नहीं करना चाहिए। भूख का शमन करने के लिए दूध में 8-10 मुनक्का (बीज हटा कर) और 2 ग्राम सोंठ चूर्ण डाल कर पीना चाहिए।

कब्ज नाशक—पाचन अच्छा हो और पेट साफ होता रहे तो खाया-पिया ठीक से हजम होता है और शरीर को आहार से लाभ होता है लेकिन कब्ज हो तो सब गड़बड़ हो जाती है। आजकल कब्ज की शिकायत अधिकांश लोगों को होती पाई जाती है। बच्चों को अभी से इसका ख्याल रखना चाहिए कि कब्ज न होने पाये क्योंकि कब्ज बनी रहने से मल दूषित हो कर शरीर में विषाक्त प्रभाव फैलाता रहता है जिससे कई रोग पैदा हो जाते हैं जैसा कि आयुर्वेद ने कहा है—**'सर्वेषामेव रोगाणां निदानं कुपिता मलाः'** (अष्टाङ्ग हृदय) अर्थात् सब प्रकार की व्याधियों का कारण मल का कुपित होना होता है। कब्ज से बचाव करने का पहला उपाय है सुबह और शाम दोनों वक्त शौच के लिए जाना। बहुत से लोग सिर्फ एक बार सुबह ही

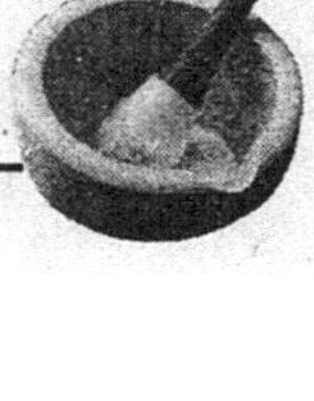

शौच (पखाना) जाते हैं शाम को जाते ही नहीं। बच्चों को अभी से दोनों वक्त शौच जाने की आदत डाल लेना चाहिए। रात को एक अंजीर के चार टुकड़े करके एक गिलास दूध में डाल कर मन्दी आंच पर आधा घण्टा तक दूध को उबालें। अच्छा उबल जाए तब उतार कर ठण्डा कर लें और अंजीर के टुकड़े खूब चबा-चबा कर खाते हुए घूंट-घूंट करके दूध पीते जाएं। इस प्रयोग से जहां सुबह शौच साफ होता है वहां रक्त की शुद्धि भी होती है। त्वचा का रंग साफ होता है। यह खूनी बवासीर रोग में बहुत फायदा करता है। एक सप्ताह तक एक अंजीर के चार टुकड़े सेवन कर दूसरे सप्ताह से दो अंजीर के आठ टुकड़े दूध में डाल कर उबाल कर सेवन करने लगें। पूरे शीतकाल में कम-से-कम 40 दिन तक यह प्रयोग अवश्य करें।

कब्ज दूर करने के लिए

- सुबह उठकर एक-दो गिलास पानी पीना चाहिए। पानी में एक नींबू का रस मिला लें तो और भी उपयोगी रहेगा।
- आंवला चूर्ण एक चाय चम्मच रात में सोते समय पानी या दूध के साथ फांकने से कब्ज दूर होती है। आंवला चूर्ण को मधु के साथ भी ले सकते हैं।
- आंवला सूखा 3-4 ग्राम रात को पानी में भिगोकर सुबह मसलकर व छानकर पानी पीने से कब्ज की शिकायत दूर हो जाती है।
- छुहारा और आंवला एक-एक नग रात में पानी में भिगोने के बाद सुबह मसलकर और छानकर 2-2 चाय चम्मच दिन में 2-3 बार पीते रहने से भी कब्ज की शिकायत दूर हो जाती है।
- त्रिफला (आंवला हरड़, बहेड़ा-चूर्ण) या केवल आंवला चूर्ण 5-10 ग्राम (1-2 चाय चम्मच) सोते समय रात में गर्म दूध या गर्म जल के साथ फांकने से कब्ज दूर होती है।
- आम खाकर दूध पी लेने से कब्ज दूर हो जाती है।
- आड़ू का रस 1/2 प्याला नित्य पीते रहने से भी कब्ज से छुटकारा मिलता है।
- सेब और चुकन्दर का रस पीते रहने या सेबं व चुकन्दर खाते रहने से कब्ज दूर रहती है।
- सोंठ का चूर्ण 2 ग्राम लेकर उसमें थोड़ा-सा नमक मिला

लें। गर्म पानी के साथ इसे ग्रहण करते रहने से कब्ज की शिकायत दूर रहती है।

- आंवला ताजा खाते रहने से भी पेट साफ रहता है।
- ग्वार पाठा (घृत कुमारी, घीग्वार) की मांसल पत्तियों के रस या गूदे में नमक मिलाकर सेवन करने से कब्ज दूर होती है।
- चोकर सहित आटे की रोटी और छिलके सहित दाल का प्रयोग करने से पेट साफ रहता है।
- सुबह उठते ही बासी मुंह तांबे के बर्तन में साफ रखा हुआ पानी पीते रहने से कब्ज दूर रहती है।
- हल्दी का चूर्ण एक चाय चम्मच प्रतिदिन सोने के पूर्व दूध के साथ लेते रहने से कब्ज और बवासीर से छुटकारा मिलता है।
- बब्बूगोशा का एक या दो फल खाते रहने से कब्ज दूर रहती है। कब्ज अधिक परेशान करे तो नाशपाती का एक कप रस रोज पीते रहने से भी कब्ज से छुटकारा मिलता है।
- संतरा दो नग लेकर सुबह उसका रस निकाल लें। उसमें थोड़ा पानी मिलाकर पी जाएं। ऐसे में स्वतः कब्ज में आराम मालूम पड़ने लगेगा।
- तली हुई सामग्री, मिर्च-मसाले, अचार, खटाई आदि का सेवन न करें। वसा का प्रयोग वर्जित रखें। धूम्रपान व तम्बाकू का किसी भी रूप में प्रयोग वर्जित रखें। ताजे फल व ताजी सब्जियां सलाद के रूप में या कच्ची दशा में तथा पकाकर भी प्रयोग करें। पत्ते वाली सब्जियों जैसे पालक, सोया, मेथी, पोयी, कुल्फा, चौलाई, पत्ता गोभी, शलजम, फूलगोभी, मूली व चुकंदर की हरी ताजी पत्तियों का किसी-न-किसी रूप में सेवन अवश्य करें। इनका तथा गाजर, टमाटर का झोल (रसा) भी पीएं।
- पपीता और अमरूद तो स्वयं ही कब्ज की औषधियां हैं। इनका नियमित प्रयोग करते रहने से तो कब्ज होने का प्रश्न ही नहीं पैदा होता। इनके पके फलों का सेवन स्वाद के साथ बराबर करते रहें। कब्ज में आराम रहेगा।
- कब्ज बने रहने से पेट साफ नहीं हो पाता, जिसके कारण मुंह में छाले व बवासीर, भगन्दर जैसे कई रोग तथा अन्य घातक रोग उत्पन्न हो जाते हैं। अतः कब्ज को सर्वदा दूर रखें और स्वस्थ्य बनें।

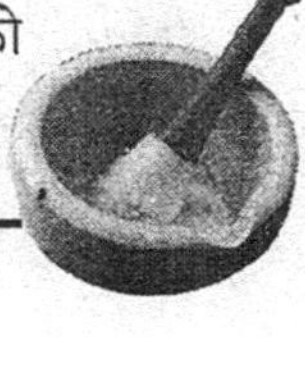

गैस-अफारा-वायु गोला

आज़कल प्राय: पचास प्रतिशत लोगों को गैस की बीमारी से परेशान देखते हैं। आजकल के भागदौड़ के असंयमित जीवन में यह रोग खूब फल-फूल रहा है। इस रोग के कारण मनुष्य की कार्यशक्ति भी प्रभावित होती है। यहां कुछ छोटे-छोटे घरेलू योग प्रस्तुत हैं—

- एक कप गर्म पानी में नींबू का रस मिलाकर पीने से गैस व घबराहट ठीक होती है।
- प्रात:काल एक गिलास पानी में 25 ग्राम पोदीने का रस, तथा 30 ग्राम शहद मिलाकर पीने से गैस की बीमारी में लाभ होता है।
- एक गिलास पानी में 60 ग्राम पोदीना, 10 ग्राम अदरक, 10 ग्राम अजवायन को डालकर उबालें। खूब उबलने पर इसमें आधा कप दूध, तथा चीनी डालकर चाय की तरह पियें। गैस दूर होगी और पाचन शक्ति बढ़ेगी।
- भोजन के बाद 125 ग्राम दही के मट्ठे में दो ग्राम अजवायन व आधा ग्राम काला नमक मिलाकर पीने से वायुगैस दूर होती है।
- अजवायन, काली मिर्च, जीरा, सफेद धनिया, सौंठ, नौसादर, बड़ी इलायची, पोदीना, काला नमक, लाहौरी नमक, प्रत्येक 15-15 ग्राम, तथा लौंग 5 ग्राम लेकर सबको कूट-पीस कपड़छन कर लें। 3 ग्राम की मात्रा (आधा चाय का चम्मच), आधा कप पानी के साथ सेवन करें।
- हींग को पानी में पीसकर नाभि पर लेप करने से पेट का अफारा दूर हो जाता है।
- अजवायन 50 ग्राम, काला नमक 12 ग्राम, दोनों को कूट-पीसकर कपड़छन कर आपस में मिला लें। गैस बनने की अवस्था में 150 ग्राम दही का मट्ठा बनाकर आधा चम्मच (3 ग्राम) की मात्रा में मिलाकर भोजन के बाद लें। इससे वायु गैस मिटती हैं। चावल, अरबी, फूलगोभी तथा अन्य वायु पैदा करने वाले पदार्थों का सेवन न करें।

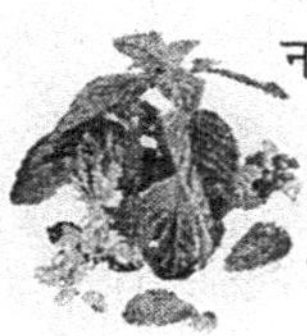

- एक मीठा लाल रंग का सेब लेकर सलाई से गोदें। जितनी लौंग उसमें आ सके भर दें और 15 दिन तक उसे किसी चीनी मिट्टी के मर्तबान या कांच के मर्तबान में रखकर मुंह बंदकर दें। सोलहवें दिन लौंग निकालकर, छाया में सुखाकर किसी शीशी में भरकर रख लें और सेब को फैंक दें। 3 लौंग पत्थर पर घिसकर शहद मिलाकर प्रातःकाल और रात में सोने से पहले 10 दिन तक सेवन करें। पेट की गैस, कब्ज, कीड़े और वायुगोला की यह अचूक दवा है।
- एक लहसुन की फांकें छीलकर बीज निकले हुए मुनक्का 4 नग में लपेटकर, भोजन के बाद चबाकर निगल जाएं। इस विधि से पेट में रुकी हुई वायु तत्काल निकल जाएगी।
- अलसी के पत्तों की सब्जी बनाकर खाने से गैस की शिकायत दूर हो जाती है।
- पानी के साथ 5 माशा हिंगाष्टक चूर्ण खाने से सभी प्रकार का वायु-विकार दूर होता है।
- अजवायन, सौंफ, काला नमक 10-10 ग्राम, काली मिर्च 5 ग्राम बारीक कूट-छानकर 2 ग्राम ताजा पानी से लें, अफारा ठीक हो जाएगा।
- काली मिर्च 5 नग पीसकर गोमूत्र के साथ सेवन करने से पेट का अफारा नष्ट हो जाता है।

गैस का नाश

सामग्री—काली मिर्च, सौंठ और देवदार की लकड़ी।

विधि—इन तीनों को अलग-अलग कूट-पीसकर महीन चूर्ण कर लें। तीनों के चूर्ण को समान वजन में लेकर मिला लें और 2-3 बार छलनी से छानकर एक शीशी में भर लें और अच्छी तरह ढक्कन लगा कर रखें। बस, योग तैयार है।

सेवन विधि और लाभ

इसे एक चम्मच (लगभग 4-5 ग्राम) मात्रा प्रातःकाल खाली पेट, गरम पानी के साथ फांक कर लेना चाहिए। दूसरी खुराक

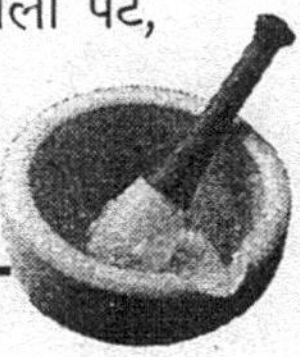

शाम को ले लें। इसका प्रयोग करने के साथ-साथ शाम के भोजन के एक घण्टे बाद एक गिलास गरम दूध में एक चम्मच शुद्ध घी डाल कर पीना चाहिए। दूध पी कर दंतमंजन करके मुंह साफ कर लेना चाहिए। दूध को मीठा करना चाहें तो दो अंजीर के चार-चार टुकड़े करके दूध में, उबलते समय डाल लें और दूध को खूब उबाल कर पका लें। इस दूध में घी डालकर अंजीर के टुकड़े चबाते हुए घूंट-घूंट करके दूध पी लिया करें। इस योग को सेवन करने से वात प्रकोप, गैस ट्रबल, शारीरिक थकावट, सुस्ती, जोड़ों का दर्द, आमवात (प्रारम्भिक गठिया) का दर्द, पेट का भारीपन मल का चिकनापन और अपान-वायु की दुर्गंध आदि विकार नष्ट होते हैं। भूख बढ़ती है तथा शरीर में चुस्ती-फुर्ती आती है।

आहार-विहार

इस योग का सेवन करते हुए कटु तिक्त तथा कषाय रस वाले पदार्थों का सेवन न करके मधुर, अम्ल तथा लवण रस वाले पदार्थों का सेवन करना चाहिए। **'स्वाद्वम्ल लवणा वायु'** के अनुसार ये तीनों रस वाले पदार्थ वायु का शमन करते हैं। बासे, अतिशील, रूखे और बादी करने वाले पदार्थों का सेवन नहीं करना चाहिए।

दूसरा नुस्खा

काला नमक, खाने का सोडा और लौंग—तीनों का चूर्ण समान भाग में मिला कर शीशी में ढक्कन लगाकर रखें। पेट फूलने, गैस बढ़ने व वायु न निकलने की स्थिति में आधा चम्मच चूर्ण कुनकुने गरम पानी के साथ भोजन के आधा घण्टे बाद लेना चाहिए। इससे पाचन ठीक होता है जिससे अफारा, गैस बढ़ना आदि व्याधियां नहीं होतीं।

संग्रहणी

आंतों की सूजन को संग्रहणी कहते हैं।

- बरगद का दूध लेकर उसे नाभिस्थान में भरने से फायदा होता है। हर प्रकार की संग्रहणी की अचूक दवा है।

- 50 ग्राम आंवला लेकर उनको पानी में भिगो दें। नरम होने पर थोड़ा काला नमक मिलाकर सिल पर पीसकर जंगली बेर के बराबर की गोलियां बना लें। प्रातः-सायं एक-एक गोली चूसने से अतिसार, पेचिश तथा संग्रहणी आदि में लाभ करती है।
- दो पके केले 150 ग्राम दही के साथ खाने से आंतों की खराबी दूर होकर, पेचिश, संग्रहणी में लाभ होता है।
- पक्का पपीता अथवा कच्चे पपीते की सब्जी बनाकर निरन्तर खाते रहने से संग्रहणी नष्ट होती है।

अम्ल पित्त
(Acidity)

संयोग विरुद्ध भोजन, पित्त को कुपित करने वाले पदार्थ, शराब, मट्ठा, उड़द आदि के सेवन से यह उत्पन्न होता है, इसमें कड़वी या खट्टी-मीठी डकारें आती हैं। जी मिचलाना, हृदय या कंठ में जलन, उबकाई आना, शरीर में भारीपन आदि लक्षण प्रकट होते हैं।

- भोजन करने के बाद दोनों समय एक-एक लौंग प्रातः-सायं चूसने से अम्ल पित्त ठीक होता है।
- नीम के पत्ते तथा आंवलों का काढ़ा बनाकर पीने से अम्ल पित्त रोग दूर होता है।
- छोटी हरड़ का चूर्ण 2 ग्राम, शहद 2 ग्राम में मिलाकर अथवा गुड़ में मिलाकर प्रतिदिन सायं खाना खाने के बाद 3 दिन तक लें। अम्ल पित्त दूर होगा।

अरुचि, मन्दाग्नि

वायु दोषों के कुपित होने पर शोक, भय, क्रोध अथवा मन को अच्छे न लगने के कारणों से अरुचि रोग उत्पन्न होता है। सामान्यतः भोजन अथवा किसी भी खाने-पीने की चीज के प्रति अरुचित होना ही इसका मुख्य लक्षण है।

- गाय के उत्तम दही में भुनी राई, भुना जीरा, भुनी सौंठ तथा सैंधा नमक मिलाकर उसे मलमल के कपड़े में छान लें, फिर उसमें उतना ही पानी मिला लें जिससे

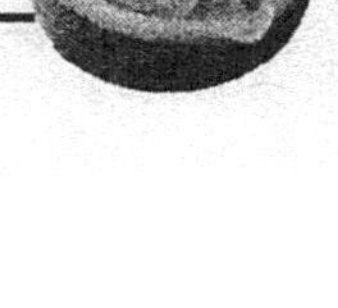

वह मट्ठा जैसा बन जाए। इस मट्ठे के खाने से अरुचि दूर होकर जठराग्नि तेज होती है। यदि इसमें हींग, जीरे का धुंगार और लगा लें और अधिक फायदा होता है।

- अदरक को छीलकर बारीक कतर लें तथा उसमें थोड़ा-सा सैंधा नमक और नींबू का रस मिला दें। खाना खाने से आधा घंटे पहले इसे चबा-चबाकर खायें। 5-7 दिन लगातार खाने से हाजमा ठीक होगा और खुलकर भूख लगेगी।
- नींबू का रस और चीनी बराबर मात्रा में लेकर आग पर गर्म कर चाशनी बना लें। एक चम्मच की मात्रा में पीने से भूख में रुचि बढ़ती है (शर्बत की तरह पीने से शरीर की गर्मी दूर होती है और पित्त शांत होता है।)
- नींबू के टुकड़े कर अमृतवान या काँच के जार में भर दें और नमक एवं थोड़ी चीनी डालकर, थोड़ी काली मिर्च व सफेद जीरा भी पीसकर मिला दें और बंद कर धूप में रख दें। 10-15 दिन बाद खायें। (इसके खाने से भूख की कमी, अरुचि ठीक होती है और मुँह का स्वाद अच्छा होता है।)

पेट दर्द

- एक चुटकी हल्दी, एक चुटकी नमक मिलाकर फांक लें, ऊपर से एक घूंट पानी पी लें। पेट की हवा दूर होकर दर्द को आराम होगा।
- अजवायन पिसी 100 ग्राम, काला नमक पिसा 25 ग्राम लेकर कपड़छन कर मिला लें। आधा चम्मच की मात्रा में गर्म जल से लेने से पेट दर्द में तुरन्त आराम होता है। (ताजे पानी के साथ खाने से बदहजमी, अरुचि एवं मन्दाग्नि में फायदा करता हैं।)
- एक बताशे में 2-3 बूंद अमृतधारा की डालकर लेने से पेट दर्द मिटता है।
- 2 ग्राम सौंठ के चूर्ण में थोड़ा-सा सेंधा नमक और जरा-सी हींग मिलाकर गर्म पानी से फंकी ले लें। पेट दर्द ठीक होगा अथवा पिसी सौंठ और सेंधा नमक एक गिलास पानी में उबालकर पीने से पेट दर्द एवं अपच ठीक होती है।

- एक चुटकी सौंफ, एक चुटकी अजवायन थोड़े पानी में पीसकर रस निकालें। इस रस को पीने से हर प्रकार का पेट दर्द ठीक होता है।

पेट के कीड़े

- आधा ग्राम अजवायन के चूर्ण में हल्का-सा काला नमक मिलाकर रात्रि में सोते समय गर्म जल से पिला दें। बड़ों को (अजवायन चूर्ण दो ग्राम तथा काला नमक आधा ग्राम) की मात्रा में गर्म पानी से दें।
- अजवायन का चूर्ण आधा ग्राम (बच्चों को) तथा दो ग्राम (बड़ों को) की मात्रा में, क्रमशः 50 ग्राम एवं 125 ग्राम। (एक कप) छाछ के साथ देने से पेट के कीड़े नष्ट होकर मल के साथ निकल जाते हैं।
- बच्चों के चुन्ने होने पर अरंड के पत्तों का रस तीन-चार दिन बच्चों की गुदा में लगाने से चुन्ने (सफेद छोटे कीड़े) मर जाते हैं।
- प्याज का रस पिलाने से बच्चों के पेट के कीड़े तथा बदहजमी दूर होती है।
- दो टमाटर, काली मिर्च एवं सेंधा नमक बुरककर निहार मुंह खाने से पेट के कीड़े नष्ट होते हैं। दो घंटे तक बच्चे को कुछ खाने को न दें। (तीन साल से कम उम्र के बच्चे को न दें।)
- एंटीपार अंग्रेजी दवा भी पेट के कीड़े खत्म कर देती है। बाजार से लेकर इस्तेमाल कर सकते हैं। 5-6 साल से बड़े बच्चे को एक औंस थोड़ा गर्म दूध में रात्रि को पिलाना चाहिए। अंग्रेजी औषधियों के सेवन के लिए बाल रोग विशेषज्ञ से सम्पर्क करें।

दस्त

- एक पाव कच्चा भैंस का दूध लें। उसके अन्दर एक चम्मच चीनी और एक नींबू निचोड़ें जिससे दूध फट जाएगा। उसको हिलाकर पीने से दस्त बन्द हो जाते हैं।

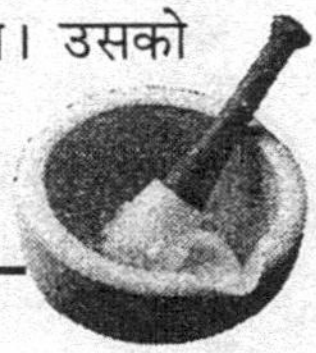

- चार छोटी इलायची को एक किलो पानी में पकायें। जब पानी 3 कप रह जाए तो ठंडा होने पर तीन भाग कर लें। 4-4 घंटे बाद पीने से आठ घंटे में लाभ होगा।
- ईसबगोल की भूसी दो चाय चम्मच, 125 मि.ली. दूध में मिलाकर सुबह-शाम खाने से दस्त ठीक हो जाते हैं।
- एक पाव ताजा भैंस का दूध लेकर उसमें एक चम्मच चीनी और नींबू निचोड़े। दूध फट जाएगा। उसको हिलाकर पीने से दस्त बंद हो जाते हैं।
- जायफल 50 ग्राम, भांग 50 ग्राम तथा इन्द्र जौ 100 ग्राम इन तीनों को कूट-पीसकर कपड़छन कर लें तथा इसमें इतनी मात्रा में शहद मिलाएं कि यह चटनी की तरह हो जाए। इस चटनी से सब प्रकार के दस्त सही होते हैं।
- बबूल के पत्तों का स्वरस पीने से सब प्रकार के दस्तों में लाभ होता है।
- बबूल के पत्ते, आम के पत्ते और आंवले के पत्तों का स्वरस प्रत्येक 2-2 ग्राम में 6 ग्राम शहद मिलाकर सेवन करने से सब प्रकार के दस्तों में लाभ करता है।

बाल अतिसार (दस्त)

- असली केसर के 1-2 चावल लेकर घिसकर घी में मिलाकर चटाने से बच्चों के दस्त बंद होते हैं।
- बेलगिरी को सौंफ के अर्क में घिसकर बालक को चटाने से बालक के लाल-हरे दस्त बंद होते हैं।

पेचिश से बचने के उपाय

- पेचिश और डायरिया का रोग शरीर को अत्यंत दुर्बल कर देता है। इसलिए रोगी को इन रोगों से जल्दी-से-जल्दी छुटकारा पा लेना चाहिए।
- कैंथा के कच्चे फल का गूदा और इसके वृक्ष के तने से निकलने वाला पारदर्शी गोंद पेचिश व डायरिया के निवारण में महत्त्वपूर्ण भूमिका अदा करता है।
- कैंथा के पके फल का गूदा डायरिया और बदहजमी में लाभदायक रहता है। इसके लिए गूदे में मधु, जीरा व इलायची का चूर्ण मिलाकर सेवन करना चाहिए।

- ताजे आंवले के फल के रस में कागजी नींबू का रस मिलाकर शर्बत बना लें। इस शर्बत को पीने से पेचिश में बड़ी राहत मिलती है। डायरिया और पेचिश में सुखाए आंवले भी बेहद उपयोगी होते हैं। इनका उपयोग चूर्ण के रूप में अथवा पानी में भिगोकर कर सकते हैं। आंवले की पत्तियां भी इस दृष्टिकोण से बड़ी महत्वपूर्ण होती हैं। इसके लिए पत्तियों को चटनी की भांति पीस लें। इसे एक चाय के चम्मच में लेकर उसमें शहद मिलाकर चाट जाएं। इस प्रकार इन रोगों से छुटकारा मिल जाता है।
- बेल के फल का सेवन करने से पुरानी पेचिश और डायरिया में राहत मिलती है। बेल का शर्बत पीने से आंतों को आराम मिलता है और बेसिलिरी पेचिश से छुटकारा मिलता है। अधपका या कच्चा बेल खाना पुरानी डायरिया और पेचिश के निवारण के लिए सबसे उत्तम साधन है। इनके सुखाए हुए कतरे और भी अधिक लाभकारी होते हैं। इनके प्रयोग के लिए कच्चे या अधपके बेल के फांकें धूप में सुखा लें। फिर इन सुखाई हुई फांकों का चूर्ण बना लें। इस चूर्ण का प्रयोग ज्वर न रहने पर ही करें। इन रोगों के निदान की दृष्टि से बेल के मुरब्बे का सेवन करना भी अत्यंत लाभदायक रहता है, जो कच्चे ताजे बेल की फांकों से ही बनता है।
- जामुन के बीज और इसके वृक्ष की छाल का काढ़ा पीने से भी पेचिश और डायरिया में राहत मिलती है। इसी प्रकार बेर के वृक्ष की छाल तथा अनार के फल के छिलकों का भी पेचिश व डायरिया से छुटकारा दिलाने में विशेष योगदान रहता है।
- मेथी की पत्तियां और बीज (दाने) भी डायरिया और पेचिश में बड़े लाभकारी होते हैं। इसके लिए मेथी का साग बनाकर खाना चाहिए। इसके अतिरिक्त मेथी के दानों को पीस कर चूर्ण बना लें। इस चूर्ण की तीन ग्राम मात्रा थोड़ी दही के साथ दिन में चार बार खाएं। ऐसा करने से आंव के रोग में आराम मिलता है। पुनः मेथी के दानों की चाय 3-4 सप्ताह तक नित्य सुबह-शाम पीते रहने से भी आंव से छुटकारा मिल जाता है।
- एक चाय के चम्मच जितना जीरे को एक गिलास पानी में उबाल लें। फिर उसमें एक चाय चम्मच धनिया की हरी पत्ती का रस मिलाकर थोड़ा-सा नमक मिला दें। फिर छान कर इस काढ़े को सुबह-शाम लेते रहें, जिससे डायरिया में राहत मिलती है। इसके अलावा जीरा और सौंफ के दाने प्रत्येक

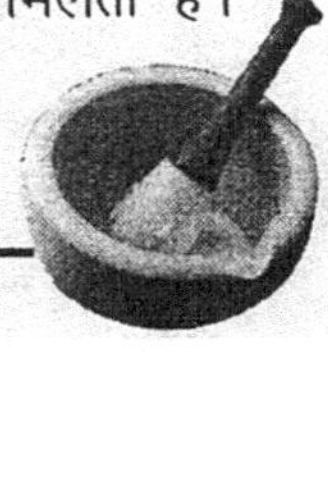

को बराबर-बराबर मात्रा में लेकर तवे पर भून लें। फिर इन्हें पीस कर चूर्ण बना लें और शीशी में सुरक्षित रख लें। इस चूर्ण की लगभग 3 ग्राम मात्रा 3-3 घंटे पर 4 बार ताजे ठंडे पानी से फांकते रहें। दस्त बंद हो जाएगा।

- पकी इमली का गूदा पेचिश के निदान में अत्यंत लाभकारी रहता है। लगभग 3 ग्राम गूदे में 3-4 खजूर, 1-2 लौंग, इलायची के दाने, जरा-सा कपूर तथा आवश्यकतानुसार चीनी मिलाकर आधी लीटर जल के साथ उबाल कर शर्बत बना लें। पेचिश के निवारण के लिए इसी शर्बत का सेवन करें।
- सोया के दानों को मेथी के दानों के साथ घी में भूनकर चूर्ण बना लें। इस चूर्ण का दही के साथ सेवन करने से डायरिया और बेसिलरी पेचिश में लाभ मिलता है।
- पीपल की कोमल पत्तियों और धनिया की पत्तियों को शक्कर के साथ चबा-चबाकर इनका रस चूसने से पेचिश ठीक हो जाती है। पिसे हुए दालचीनी के चूर्ण को चुटकी भर काली मिर्च के चूर्ण व मधु के साथ उबाल कर काढ़ा बना लें। फिर इसे छान लें। इस काढ़े का एक चम्मच सेवन करते रहने से डायरिया में राहत मिलती है। इससे हाजमा भी ठीक हो जाता है।

पीलिया

इसमें सारे शरीर का रंग पीला पड़ जाता है तथा आंखें और नाखून भी पीले पड़ जाते हैं।

- पांच तोला मूली के पत्ते का अर्क निचोड़कर एक तोला मिश्री मिला लें और बासी मुंह पियें। यह पीलिया के लिए रामबाण औषधि है। इससे एक हफ्ते के अन्दर पीलिया रोग दूर होता है, किन्तु दो माह तक हल्दी और दूध नहीं लेना चाहिए।
- कच्चे पपीते की बिना मिर्च मसाले की सब्जी खावें अथवा पका पपीता खाने से पीलिया दूर होता है।
- एक गिलास टमाटर का रस नित्य पीने से पीलिया ठीक होता है।
- गाजर का रस, गाजर का सूप पीने से पीलिया रोग शान्त होता है। गाजर पीलिया की प्राकृतिक औषधि है।
- 6 बादाम, 3 छोटी इलायची एवं 2 छुआरे रात को कोरे कुल्हड़ में भिगोयें। प्रातः 50 ग्राम मिश्री व 50 ग्राम मक्खन मिलाकर इसका प्रयोग करें।

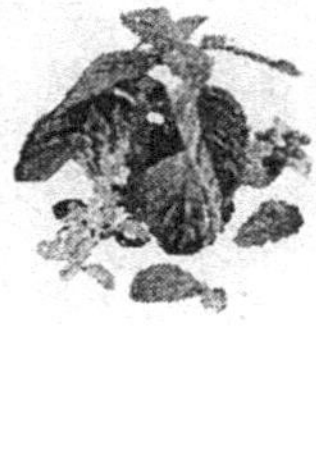

हाथ-पैर सूख जाते हैं तथा पेट की उल्टी तरफ सूजन आ जाती है और कड़ा हो जाता है।

- घीक्वार का पत्ता चीरकर उस पर 10 ग्राम नौसादर पीसकर लगाकर धूप में लटका दें। नीचे बर्तन रख दें। उसमें से जो रस निकलेगा उसे शीशी में भर लें। आधा-आधा चम्मच दिन में 2 बार 2 चम्मच पानी से मिलाकर 20 दिन लें।
- बथुए का साग बनाकर जिसमें मिर्च-मसाला पड़ा हो, एक हफ्ते तक इस्तेमाल करने से तिल्ली में अवश्य लाभ होगा।
- खाली पेट मूली पत्ती सहित तथा काला नमक खाना तिल्ली के लिए लाभदायक है।

डायबिटीज (मधुमेह)

डायबिटीज (मधुमेह) के नये या पुराने रोगी को मीठे शुगर वाले पदार्थों का सेवन नहीं करना चाहिए। इस रोग में धीरे-धीरे पैदल चलना तथा प्रात:कालीन सैर अवश्य करनी चाहिए।

- जामुन की गुठली 5 तोला, सौंठ 5 तोला, गुड़मार बूटी 10 तोला इन सबको कूट-पीसकर ग्वारपाठे के रस में घोटकर 4-4 रत्ती की गोलियां बना लें। इन्हें दिन में तीन बार पानी के साथ सेवन करते रहने से डायबिटीज का रोग शीघ्र दूर हो जाता है।
- जामुन के चार हरे और नर्म पत्ते खूब बारीक कर 60 ग्राम पानी में रगड़, छानकर प्रातः दस दिन तक लगातार पियें। तत्पश्चात् इसे हर 2 महीने बाद दस दिन तक लें। मधुमेह (डायबिटीज) दूर करने की यह अति उत्तम औषधि है।
- रोग की प्रारम्भिक अवस्था में जामुन के चार पत्ते प्रातः तथा सायं चबाकर खाने से तीसरे दिन ही मधुमेह में लाभ होगा।
- अच्छी पकी हुई 60 ग्राम जामुनों को 300 ग्राम उबलते हुए पानी में डालकर ढांप दें। आधा घंटे बाद मसलकर छान लें। इसके 3 भाग करके एक-एक मात्रा

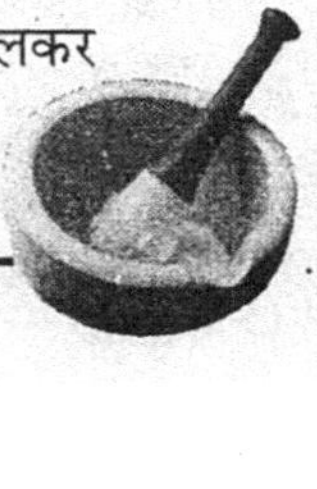

दिन में तीन बार पीने से रोगी के मूत्र में शर्करा बहुत कम हो जाती है। नियमपूर्वक कुछ समय तक सेवन करते रहने से रोगी बिल्कुल ठीक हो जाता है।

- करेला का सेवन भी मधुमेह में लाभकारी है।
- जामुन की गुठलियों को सुखाकर, पीसकर उनका चूर्ण बना लें। 2 चम्मच प्रातः पानी के साथ सेवन कर 21 दिन तक लें। लाभ अवश्य होगा।
- मेथी दाना 6 ग्राम लेकर थोड़ा कूट लें और सायं पांनी में भिगो दें। प्रातः इसे खूब घोटें और बिना मीठा मिलाये पियें। दो मास तक सेवन करने से डायबिटीज (मधुमेह) नाम का रोग दूर हो जाता है।

वजन घटाने के स्वस्थ व असरदार उपाय

- प्रतिदिन अधिक-से-अधिक ताजी सब्जियां खाएं।
- अपने नियमित भोजन में बदलाव लाएं यानि चॉकलेट, आइसक्रीम, पेस्ट्री, सॉफ्ट ड्रिंक्स, मिठाई, जैम, सॉस, केक आदि खाना बंद कर दें।
- अपने भोजन में वसा की मात्रा 2-3 चाय के चम्मच तक ही सीमित रखें, इससे अधिक उचित नहीं।
- रोज 2-3 फल अवश्य खाएं।
- रिफाइन्ड आटा यानि मैदे से बनी चीजें, जैसे-ब्रैड, पेस्ट्री, रूमाली रोटी, नान आदि बिल्कुल न खाएं, क्योंकि इनसे मोटापा अधिक बढ़ता है।
- रोटी बनाने के लिए ज्वार, बाजरा, जई आदि के आटे का इस्तेमाल करें, इनसे बिना मोटापे के शरीर को भरपूर पौष्टिकता मिलती है।
- सफेद चावल के स्थान पर 'ब्राउन राइस' खाएं।
- दिनभर में 6-8 गिलास पानी अवश्य पिएं।
- रोजाना 35-40 मिनट शारीरिक व्यायाम को अवश्य दें। (इतने ही समय तक पैदल चलना या नृत्य आदि करना भी उचित है)

- ध्यान रहे, वजन कम करने के चक्कर में अपना भोजन ही न छोड़ दें। रोजाना तीन वक्त-सुबह का नाश्ता, दोपहर और रात का भोजन अवश्य लें, आपको सिर्फ इस बात पर जोर देना चाहिए कि आपका भोजन वसायुक्त बिल्कुल न हो।

बवासीर

बवासीर दो प्रकार होती है—अंदर की और बाहर की। अन्दर की बवासीर में मस्से अन्दर को होते हैं। गोल-चपटे उभरे हुए मस्से चने-मसूर के दाने के बराबर भी होते हैं। कब्ज की वजह से जब अन्दर का मस्सा शौच करते समय जोर लगाने पर बाहर आ जाता है, तो मरीज दर्द से तड़प उठता है। और मस्से छिल जाएं तो जख्म हो जाता है। बाहर की बवासीर में मस्सा गुदा वाली जगह पर होता है, इसमें इतना दर्द नहीं होता। कभी-कभी मीठी खारिश या खुजली होती है। कब्ज होने पर इससे इतना खून आने लगता है कि मरीज खून देखकर घबरा जाता है और चेहरा पीला पड़ जाता है।

- रसौत 20 ग्राम, अनार की छाल 40 ग्राम को कूट-छानकर कपड़छन कर लें। फिर इसमें 80 ग्राम गुड़ मिलाकर खरल में घोटकर एक सार मिला, छाया में सुखा 15-15 ग्राम की मात्रा में नित्य सुबह-शाम ताजे पानी से लें। यह खूनी और बादी दोनों प्रकार की बवासीर को खत्म करती है।
- सतगिलोय को मक्खन में मिलाकर खाने से बवासीर में लाभ होता है। सेवन मात्रा आधा ग्राम से 2 ग्राम तक।
- 50 ग्राम रीठे लेकर तवे पर रखकर कटोरी से ढक दें और तवे के नीचे आधा घंटा आग जलाएं। रीठे भस्म हो जाएंगे। ठंडा होने पर कटोरी हटाकर बारीक करके रीठे की भस्म 20 ग्राम, कुश्ता फौलाद 3 ग्राम सबको बारीक करके मिला लें। वजन खुराक 1 ग्राम सुबह को, 1 ग्राम शाम को, 20 ग्राम मक्खन में रखकर खाएं। ऊपर से 250 ग्राम दूध पी लिया करें। 10-15 दिन खाएं, यह बहुत बढ़िया दवा है। खूनी व बादी बवासीर को दूर करेगी। **परहेज**—गुड़, गोश्त, शराब, आम, अंगूर न खाएं, कब्ज न होने दें और नीचे लिखा मरहम मस्सों पर लगाएं।

- **मरहम बवासीर**—वैसलीन सफेद 50 ग्राम, कपूर 6 ग्राम सल्फाडायजीन की 3 गोली, बोरिक एसिड 6 ग्राम सबको बारीक करके वैसलीन में मिलाकर रात को सोते समय सुबह शौच जाने से पहले दिन में एक बार रोजाना उंगली के साथ अन्दर-बाहर मस्सों पर लगायें।
- **खूनी बवासीर**—गेंदा के हरे पत्ते 10 ग्राम, काली मिर्च 5 दाने, कूंजा मिश्री 10 ग्राम, 60 ग्राम पानी से रगड़ छानकर 4 दिन तक एक-एक बार पिएं। गर्म चीज न खाएं और कब्ज न होने दें।
- रीठे का छिलका जलाकर बारीक पीस लें। एक ग्राम की मात्रा में सुबह-शाम शहद में लेने से खून गिरना बन्द होता है।

मस्सा नाशक लेप

- थूहर का दूध मस्सों पर लगाने से बवासीर के मस्से नष्ट हो जाते हैं।
- नीम और कनेर के पत्तों का महीन लेप मस्सों को खत्म करता है।
- सहजने के पत्तों को महीन पीसकर मस्सों पर लेप करने से मस्से नष्ट हो जाते हैं।
- तम्बाकू के पत्तों को महीन पीसकर गुदा पर लेप करने से बवासीर के मस्से खत्म हो जाते हैं।
- घोड़े की दुम के बाल से मस्से को कसकर बांध दें या बंधवा लें। कुछ दिनों में ही मस्सा टूटकर गिर जायेगा।

आमरिपु

सामग्री—छोटी हरड़, सौंफ, छोटे कच्चे बेल फल, अफीम निकाला हुआ डोंडा (छिलका जिसे पोस्त डोंडा भी कहते हैं) और सोंठ—इन पांचों द्रव्यों का खूब महीन पिसा-छना हुआ चूर्ण 50-50 ग्राम।

विधि—सबको खूब अच्छी तरह मिला कर, मोटे तवे या कड़ाही में शुद्ध घी डाल कर इस मिश्रण को मन्दी आंच पर अच्छे से सेंक लें। उतार कर ठण्डा कर लें। इसमें समान मात्रा में शक्कर का बूरा मिला कर शीशी में भर लें।

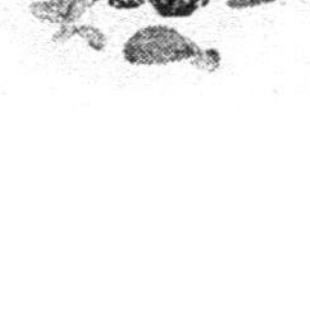

सेवन विधि और लाभ

आधी चम्मच (लगभग 3 ग्राम) मात्रा में चूर्ण लेकर, उबाल कर ठण्डा किया हुआ जल लेकर, इस चूर्ण को 3-3 घण्टे से, दिन में 4 बार सेवन करें। दिन में, उबाल कर ठण्डा किया हुआ जल ही पिएं, कच्चा पानी न पिएं। इस योग के प्रयोग से नई पुरानी पेचिश, आंव के दस्त, आंव खून के दस्त, मन्दाग्नि आदि उदर-रोगों में शीघ्र लाभ होता है। पेट में मरोड़ के साथ बार-बार थोड़ा-थोड़ा मल निकलना, चिकना मल निकलना, बदबूदार मल और वायु निकलना आदि शिकायतें दूर होती हैं, पाचन क्रम सुधरता है और मन्दाग्नि ठीक होकर जठराग्नि तेज होती है। यदि पेचिश 5-10 साल पुरानी भी हो तो लगातार 5-6 माह तक यह प्रयोग करते रहने पर ठीक हो जाती है। शरीर की दुर्बलता, कृशता (दुबलापन) और अस्वस्थता दूर होती है, शरीर सुडौल, सबल और मांसल हो जाता है।

आहार-विहार

उदर रोगों के रोगी को तले हुए भारी, तेज मिर्च-मसाले वाले, बेसन के बने व्यंजन, बासे और देर से पचने वाले पदार्थों का सेवन नहीं करना चाहिए। देर रात में भोजन नहीं करना चाहिए। भोजन या कोई भी पदार्थ खूब चबा-चबा कर खाना चाहिए। आहार में खिचड़ी, ताजा दही व चावल, सुपाच्य हल्के पदार्थ, ताजी चपाती, छिलके वाली मूंग की दाल, लौकी परमल, टिण्डे की सब्जी का सेवन करें। पानी को उबाल कर ठण्डा करके पिएं, कच्चा पानी न पिएं। जीरा 10 ग्राम, चित्रक 5 ग्राम, काली मिर्च 10 ग्राम, सोंठ 10 ग्राम, सेंधा नमक 30 ग्राम—इनको चूर्ण कर मिला लें। इसे ताजी छाछ में (आधा चम्मच) घोलकर, भोजन के साथ घूंट-घूंट करके पिया करें। बहुत ही जल्दी लाभ होगा।

❑ ❑

त्वचा के रोग

चेहरे का सौन्दर्य

स्त्रियों को चेहरे पर सौन्दर्य बनाये रखने की आवश्यकता उस वक्त पड़ती हैं जब चेहरे पर झुर्रियां, छाया, दाग अथवा मुंहासे होकर चेहरे को भद्दा बना देते हैं। इसके लिए देसी उपाय यह है कि गाजर डेढ़ सौ ग्राम, टमाटर सौ ग्राम और चुकन्दर पचास ग्राम का रस निकालकर आधा गिलास नित्य लगातार कम-से-कम बीस दिनों तक पिया जाए। इससे चेहरा बेदाग होकर सुन्दर सेब की तरह लाल हो जाएगा। पेट फूलने लगे तो ना पिएं।

चेहरे की झाइयों तथा फुन्सियों के लिए

- रीठे का छिलका पानी में पीसकर लगाने से मुख-मंडल की झाइयां और दाग-धब्बे दूर हो जाते हैं।
- एक चम्मच शहद, एक चम्मच कच्चा दूध मिलाकर लेप करें। 5 मिनट बाद पानी से धो डालें।
- चेहरे पर नींबू का छिलका अन्दर की तरफ से मलें। पांच मिनट बाद थोड़ा-सा गीला बेसन भी चेहरे पर मल लें। पन्द्रह मिनट बाद ताजे पानी से धो लें। इससे चेहरे की झाइयां मुंहासे खत्म हो जाते हैं तथा रंग भी साफ हो जाता है।

नोट—कच्चे मुहांसों को कभी नहीं नोचना चाहिए वरना वे चेहरे पर स्थाई दाग छोड़ देंगे।

मुहांसे

मुहांसे दो प्रकार के होते हैं। प्रथम वे जो पक जाते हैं और जिनमें कील पड़ जाती है जो दबाने से निकल जाती है। इस प्रकार के मुहांसे आमतौर से होते पाये जाते हैं।

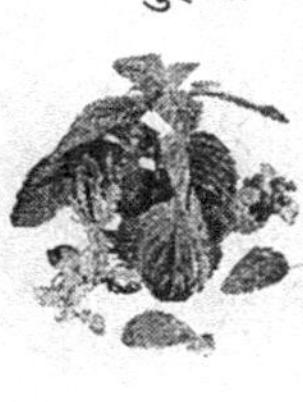

दूसरे प्रकार के मुहांसे पकते नहीं हैं। इनमें बिना पके कील बन जाती है और निकल जाती है। इनका सम्बन्ध पहले प्रकार की फुंसियों से नहीं होता। इस प्रकार की फुंसियां (मुहांसे) गलत स्तनपान, अपथ्य पदार्थों के सेवन, उष्णप्रकृति के पदार्थों के सेवन से और गलत आहार-विहार करने से वात पित्त कफ के कुपित होने और रक्त में विकार होने के कारण पैदा होती हैं। चेहरे की त्वचा के नीचे रक्तकोषों में वसा और तैलीय ग्रन्थियों की वृद्धि होती है जो मुहांसों का रूप धारण कर लेती हैं। ये मुहांसे चेहरे पर स्थायी प्रभाव करके चेहरा बिगाड़ देते हैं। इन्हें Acne Rosacea कहते हैं। ये मुहांसे ज्यादातर महिलाओं को होते हैं।

मुहांसे होने पर यदि कब्ज और अजीर्ण की शिकायत हो तो मुहांसे ठीक होना तो दूर, और बढ़ जाते हैं। गर्भाशय में कोई खराबी और मासिक धर्म की अनियमितता भी मुहांसे होने में कारण होती है। मुहांसों की चिकित्सा सरल नहीं है। कईं बार लाख इलाज करने पर भी किसी-किसी युवक या युवती के मुहांसे ठीक नहीं होते और पूरा चेहरा मुहांसों के दाग-धब्बों से हमेशा के लिए कुरूप होकर रह जाता है। एक इलाज जो एक युवक या युवती के मुहांसे बिलकुल साफ कर देता है वही इलाज दूसरे युवक या युवती के मुहांसे ठीक नहीं कर पाता फिर भी इलाज तो करना ही होता है और करना चाहिए भी। यहां मुहांसे ठीक करने वाले घरेलू इलाज के नुस्खे प्रस्तुत किये जा रहे हैं।

- छुहारे की गुठली सिरके के साथ पत्थर पर घिस कर इसका लेप मुहांसों पर लगाएं। एक घण्टे बाद धो डालें।
- जायफल और काली मिर्च दूध के साथ घिस कर इसका लेप मुहांसों पर लगाएं।
- मसूर की दाल को बारीक पीस कर दूध मिला कर गाढ़ा लेप बना लें। इस लेप को मुहांसों पर लगाएं और थोड़ी देर बाद पानी से धो डालें।
- एक बादाम सुबह पानी में डालकर रखें। शाम को छिलका हटा कर पत्थर पर घिस कर लेप बना लें। इसमें 10-15 बूंद नींबू का रस टपका दें और बराबर मात्रा में ग्लिसरीन मिला लें। इसे चेहरे पर लेप करें और घण्टे भर बाद कुनकुने पानी से धो डालें।

पाटनकर का काढ़ा एक चम्मच, आधा कप पानी में घोलकर रात को सोने से पहले पिएं। चेहरे के मुहांसों पर,

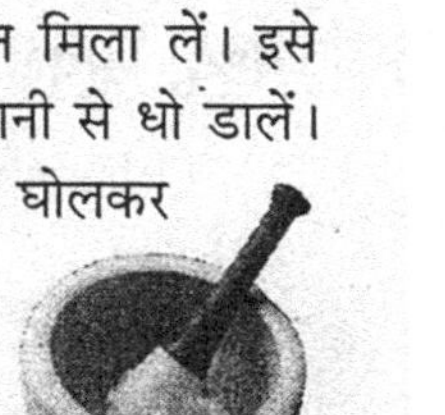

किंशुकादि तैल या कुमकुमादि तैल, अंगुली से लगाकर, अंगुलियों से हल्के-हल्के मुहांसों पर मसाज किया करें। चेहरे पर कोई साबुन न लगाएं। बहुत जरूरी हो तो Dove या हमाम साबुन का प्रयोग कर सकते हैं या खेत की काली मिट्टी पानी में गला कर लेप करें और धो डालें।

मुहांसे होने पर तो चेहरा भद्दा और कुरूप लगता ही है पर मुहांसे ठीक हो जाने के बाद भी मुहांसों के दाग धब्बे लम्बे समय तक चेहरे को कुरूप बनाए रखते हैं। युवक-युवती तरह-तरह की कोशिश कर करके थक जाते हैं पर मुहांसे ठीक नहीं होते। एक बहुत गुणकारी मुख लेप बनाने की विधि प्रस्तुत है—

घटक द्रव्य

हल्दी, आबां हल्दी, लोहा, दारूहल्दी, लाल चन्दन, मजीठ, वायविडंग, खदिर, जटामासी, बावची सब पदार्थ 10-10 ग्राम, गेरू 50 ग्राम, नीम छाल 25 ग्राम, वच 2 ग्राम।

निर्माण विधि

सबको अलग-अलग कूट पीसकर मिला लें और मैदा की छलनी से तीन बार छान लें ताकि सभी मिलकर एक जान हो जाएं। इसे कांच की बर्नी में भर कर रख लें।

प्रयोग विधि

एक चम्मच चूर्ण थोड़े से दूध में मिलाकर, गाढ़ा लेप तैयार करें। केसर की 3-4 पंखुड़ियां दूध में घोट पीसकर इस लेप में मिला लें। रात को इस लेप को चेहरे, गले व गर्दन पर लगा दें। आधा घण्टे तक लगा रहने दें और बाद में कुनकुने पानी से धो डालें। लगातार यह लेप लगाने से मुहांसे तो ठीक होते ही हैं, मुहांसों से पड़े दाग धब्बे भी मिट जाते हैं और चेहरा चांद जैसा कान्तिमय, साफ और सुन्दर हो जाता है।

पथ्य, अपथ्य आहार

भोजन में ताजी चपाती, छिल्के वाली मूंग की दाल, हरी शाक-सब्जियां, सलाद और मौसमी फलों का सेवन करना चाहिए। गरिष्ठ, तले हुए, तेज मिर्च मसाले वाले और गर्म प्रकृति

के पदार्थों का सेवन कदापि न करें। सप्ताह में एक दिन का उपवास रख कर सिर्फ फल और फलों के रस का सेवन करें। शाम को खाना जल्दी खा लिया करें और विशेष रूप से हल्का सुपाच्य आहार ही लिया करें जैसे खिचड़ी या दूध दलिया। रात को सोते समय दूध अवश्य पिया करें।

आहार-विहार

सुबह सूर्योदय होने से पहले शौच व स्नान कर लिया करें। देर रात तक न जागा करें। बीच में न सोया करें। कब्ज न होने दें। शाम को सोने से पहले शौच अवश्य जाया करें। गर्मी और धूप से बच कर रहें। क्रोध, ईर्ष्या और कामुक भावना मन में न आने दें। क्रोध व ईर्ष्या से पित्त कुपित होता है। वात पित्त प्रकोप से मुहांसे पैदा होते हैं।

चेहरे के दाग

चेहरे पर कील मुहांसे और दाग-धब्बे हो जाने से चेहरा भद्दा और कुरूप दिखाई देता है। इस कुरूपता को दूर कर चेहरा साफ और तेजस्वी रखने वाला एक परीक्षित नुस्खा इस प्रकार है—

दूध की 1-2 चम्मच मलाई में 4-5 बूंद शहद और एक चम्मच नींबू का रस मिला कर लेप बना लें और चेहरे पर लगाकर खूब मसलें। आधा घण्टा लगा रहने दें फिर पानी से धोकर साफ कर लें। इस प्रयोग से एक माह में ही लाभ होने लगता है। बाद में यदि रोजाना न भी करें तो सप्ताह में 1-2 दिन तो करते ही रहें। इससे चेहरा निखरा हुआ और कान्तिपूर्ण बना रहेगा। क्रीम-पाउडर लगाने की ज़रूरत ही नहीं पड़ेगी।

- मसूर की दाल को और तरबूज के बीजों की मींगी बराबर मात्रा में लेकर गाय के दूध में पीस लें। इसे चेहरे पर लगाने से हर प्रकार के दाग-धब्बे दूर हो जाते हैं।
- बादाम की गिरी दूध में घिसकर लगाने से दाग-धब्बे दूर होकर चेहरे की चमक बढ़ जाती है।

खून की खराबी के लिए

- खून की खराबी होने पर लगभग सौ ग्राम नीम की कोमल पत्तियों को इतने ही पानी में पीसकर रस निकालें। यह रस गाय के आधा किलो

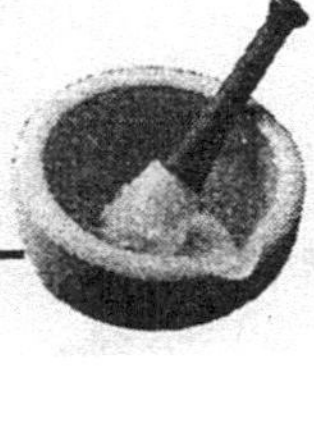

घी में पकायें। रस जलकर जब घी रह जाए तो दवा तैयार है।

प्रयोग—5 ग्राम हल्दी, एक पाव दूध में मिलाकर सुबह पीने से हर प्रकार की खून की खराबी दूर हो जाती है।

- चिरायता और कोड़ कुट्टी 50-50 ग्राम लेकर मोटा-सा कूटकर रख लें। मात्रा 4 ग्राम मिश्रण 600 ग्राम पानी में रात को भिगोकर रख लें। यह दवा तीन चार दिन काम आयेगी। जब कड़वाहट कम हो जाए, तो फिर नई दवाई डालें। चालीस दिन में हर प्रकार का चर्म रोग दूर हो जाता है। जख्म को पानी से रोज धोएं। खुराक 1.5 ग्राम रोजाना छानकर पिएं।
- सुबह उठते ही काली मिर्च के दो दाने खाकर एक गिलास पानी पीने से हर प्रकार के चर्म रोगों को लाभ पहुंचाता है।

पित्ती की दवा

- नागकेसर 3 ग्राम बारीक करके 12 ग्राम शहद मिलाकर तीन-चार दिन चटायें।
- गोली (Avil) 25 मि. ग्राम स्टोर से खरीदकर 1 सुबह, 1 शाम, तीन-चार दिन पानी से लें। पित्ती ठीक हो जाती है।

खुजली

- तीन ग्राम कपूर में 10 ग्राम खाने का सोडा मिलाकर 50 ग्राम सरसों के तेल में मिला लें। रात को 4-5 दिन मालिश करने से खुजली ठीक होगी।
- सहजने की जड़ को कड़वे तेल में डालकर आग पर जलायें। फिर तेल को छानकर मालिश करें, खुजली ठीक होगी।
- बकरी की मैंगनी को सरसों के तेल में गर्म कर लें। फिर तेल को छानकर खुजली वाले स्थान पर मलें। खुजली खत्म होगी।
- मंगरैल 50 ग्राम, गाय का दूध 10 ग्राम लें। गाय के दूध में मंगरैल को भिगो दें। तीसरे दिन सुबह सवेरे पीसकर उबटन की तरह लगायें। खुजली ठीक होगी।

विद्रधि फोड़ा रोग

फोड़े को ही विद्रधि कहा जाता है। इसमें जलन तथा वेदना होती है। खाल पककर फट जाती है। यह शरीर में भीतर-बाहर कहीं भी हो सकता है। विद्रधि को बिना पके शीघ्र बैठाने के लिए क्रमशः निम्न औषधियों का सेवन करें।

- सहजने की जड़ का लेप और सेक करें।
- जौ, गेहूं और मूंग इन्हें घी में पीसकर लेप करें।
- खस, चन्दन और मुलहठी को दूध में पीसकर लेप करें।

चोट, मोच और सूजन

- किसी भी चोट के स्थान पर घी और कपूर बराबर मात्रा में मिलाकर बांधने से चोट की पीड़ा मिट जाती है तथा खून का बहना भी बन्द हो जाता है।
- जिस स्थान से खून बह रहा हो, वहां पर मिट्टी के तेल का फाहा रखने से खून का बहना बन्द हो जाता है।
- कटे हुए स्थान पर पिसी हुई हल्दी भर देने से खून का बहना तुरन्त बन्द हो जाता है।
- तेजपात को पीसकर लगाने से मोच ठीक हो जाती है।
- अनार के पत्ते पीसकर बांधने से मोच की पीड़ा समाप्त हो जाती है।
- तिल और महुआ बांधने से हड्डी की मोच ठीक हो जाती है।
- ढाक के गोंद को पानी में घोलकर लेप करने से चोट की सूजन ठीक हो जाती है।

जल जाने पर

- काली मसूर की दाल को तवे पर जलाकर कोयला कर लें तथा कपड़छन करके शीशी में भरकर रख लें। आवश्यकता पड़ने पर गोले के तेल में मिलाकर जले हुए स्थान पर लगायें। इससे न तो छाले पड़ेंगे और न ही जले का निशान रहेगा।
- जले हुए स्थान पर गाय का गोबर लगा दो फौरन आराम आ जाता है तथा निशान भी नहीं रहता।
- कच्चा आलू पीसकर लगाने से लाभ होगा।

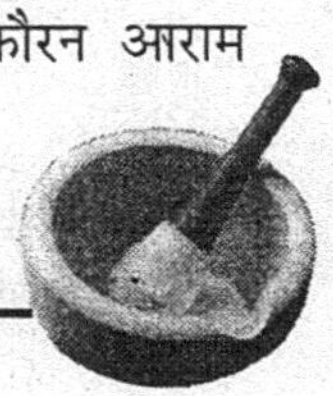

- जले हुए भाग को 15-20 मिनट के लिए गेहूं के गुंथे हुए आटे में दबा लें, लाभ होगा।
- शरीर के किसी भी जले अंग पर सिरस के पत्ते मलने से लाभ होता है।
- अमलतास के पत्तों को पानी में पीसकर लगाने से जले हुए अंग पर आराम होता है।
- आग या गर्म पानी से जले हुए अंग पर तिलों को पीसकर लेप करने से लाभ होता है।
- जले हुए अंग पर अरण्ड के पत्ते लगाने से आराम मिलता है।
- बड़ की कोपलों को गाय के दूध की दही में पीसकर आग से जले हुए स्थान पर लगाने से राहत पहुंचती है।
- बेसन को भिगोकर जले स्थान पर लगाएं।
- ग्वार पाठे को काटकर, इसका गूदा जले पर लगाएं। फफोले व दाग नहीं पड़ते।
- जले स्थान को तुरंत ठंडे पानी में डाल दें। आधा घंटा इसी प्रकार रखें।
- जले अंग पर सरसों का तेल लगाएं।

दाद

इस रोग में छोटे-छोटे लाल आभायुक्त दाने निकल आते हैं। इनमें काफी जलन तथा खुजली होती है। यह रोग आमतौर पर गाल, सिर, दाढ़ी, जांघ, अण्डकोष, पेट के निचले भाग, कण्ठ, कमर, छाती, पीठ, वक्ष और नाखूनों में होता है। दाद सदैव चक्र के रूप में होता है तथा फैलता है। इस रोग की एक विशेषता यह है कि इसमें त्वचा पर खुजली के साथ-साथ चक्र से पड़ जाते हैं तथा उनके किनारे अनियमित होते हैं। इसीलिए इसे दाद कहते हैं। उन चक्रों पर सफेद पपड़ी-सी जम जाती है।

कारण

इस रोग का कारण एक फंगस है। इसका संक्रमण मुख्य रूप से भूरे रंग के चकत्ते के रूप में त्वचा पर प्रकट होता है। रोग का प्रसार किसी के दूषित वस्त्र अथवा अन्य सामग्रियों, जैसे—ब्रश, कंघी, तकिया, तौलिया आदि के प्रयोग से एक स्थान से दूसरे स्थान पर फैलता है।

उपयोगी नुस्खे

- 1 ग्राम कपूर, 1 ग्राम गंधक को थोड़े से मिट्टी के तेल में मिलाकर बारीक पीसकर मलहम जैसा बना लें। इस मलहम को सुबह-शाम दाद को खुरचकर लगाने से लाभ होता है।
- शरीर के जिन अंगों पर दाद हो, वहां बड़ी हरड़ को सिरके में घिस कर लगाएं, तुरंत लाभ होगा।
- यदि आप दाद के साथ-साथ खुजली से भी परेशान हैं, तो काले चनों को पानी में पीसकर उसमें शहद मिलाकर दाद पर लेप करें। कुछ ही दिनों में दाद साफ होगा। इस प्रयोग से खुजली भी दूर हो जाएगी।

एक्जिमा, दाद, खुजली एवं बालतोड़

एक्जिमा एक त्वचा रोग है जो दो प्रकार का होता है—(1) गीला और (2) सूखा। यह एक कठिन रोग है और आसानी से ठीक नहीं होता इसलिए वर्षों तक बना रहता है। इस रोग का सफल-सिद्ध नुस्खा इस प्रकार है—

- काली मिर्च, नौसादर, गन्धक 10-10 ग्राम और अच्छे नींबू 10 तीनों चीजें अलग-अलग पीस कर मिला लें और फिर इस मिश्रण को अच्छा महीन पीस लें। अब नींबू का रस डालते हुए इसे मल्हम की तरह खरल में घोटते जाएं। नींबू के बीज न आने दें। नींबू का रस छानकर मिलाएं और इतना ही मिलाएं कि मल्हम गाढ़ा रहे। यह मल्हम एक माह तक उपयोगी रहता है। 4-5 दिन में यदि मल्हम सूखने लगे तो 1-2 नींबू का रस मिलाकर घुटाई कर दें। एक माह के प्रयोग से गीला व सूखा, दोनों तरह का एक्जिमा ठीक हो जाएगा। दाद पर भी यह लाभ करता है और 8-10 दिन में ही दाद गायब हो जाती है।
- किसी लोहे की कड़ाही में एक पाव सरसों का तेल डालकर आग पर चढ़ा लें। जब तेल खूब गर्म होकर उबलने लगे, तो इसमें 50 ग्राम नीम की कोमल कोपलें डाल दें। कोपलों के काले पड़ते ही कढ़ाही को तुरन्तं नीचे उतार लें। ठंडा होने पर तेल छानकर बोतल में भर लें। इसे दिन में 3-4 बार एग्जिमा पर लगाएं। कुछ ही दिनों में एग्जिमा नष्ट हो जाएगा।

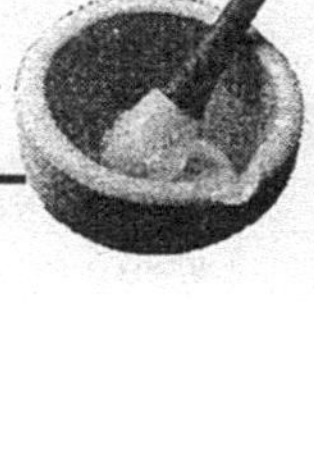

- 10 काली मिर्च का चूर्ण गाय का घी 10 ग्राम के साथ लेने से सभी प्रकार की खुजली, दाद व अन्य चर्म रोग ठीक हो जाते हैं, 8 दिन तक लें।
- नीम की 21 कोपलें साफ कर लें। इन्हें 60 ग्राम पानी में घोंटकर प्रातः एवं सायं सात दिन तक सेवन करने से खुजली ठीक हो जाती है।
- 20 ग्राम नारियल के तेल में 5 ग्राम देशी कपूर मिलाकर घोलें। कपूर के तेल में घुल जाने के बाद इस तेल को लगाने से खुजली ठीक हो जाती है। इसी तेल को रात में सोते समय दाद पर लगाएं।
- पिसी हुई मेहंदी का गाढ़ा-गाढ़ा लेप, बालतोड़ वाले स्थान पर सुबह-शाम लगाएं।

दाद के लिए

- सुबह उठकर सबसे पहले अपने मुंह से बासी थूक को हाथ से दाद पर मल लें। इससे दाद दो दिन में ठीक हो जाता है। यह आजमाई हुई तथा मुफ्त की दवा है।
- तुलसी के पत्ते पीसकर लगाने से दाद दूर हो जाता है।
- लोहे के पलटे को आग पर सुर्ख कर लें और ठंडे तवे पर 10 ग्राम गेहूं के दाने रखकर सुर्ख पलटा गेहूं के ऊपर रखकर ईंट के जोर से दबाने से गेहूं से तेल निकल जाएगा। वही तेल दिन में दो बार दाद पर लगायें। चंद दिनों में दाद को आराम हो जाएगा। शीशम की लकड़ी जलाने से जो पानी निकले उसे कुछ दिन लगाने से भी दाद ठीक हो जाता है।

  छाजन—हल्दी को पानी में घिसकर गाढ़ा लेप दिन में तीन बार लगाएं। 20 दिन यह प्रयोग करें।
- 30 ग्राम नीम की कोपलों को पीसकर उसका रस निकाल लें। ताजे पानी के साथ मिलाकर नित्य सेवन से दाद ठीक होता है अथवा नीम की गीली लकड़ी लेकर उसे जलायें। जलाने पर उसमें से आसपास से पानी-सा निकलेगा। इस पानी को दाद पर लगाने से दाद ठीक होगा।

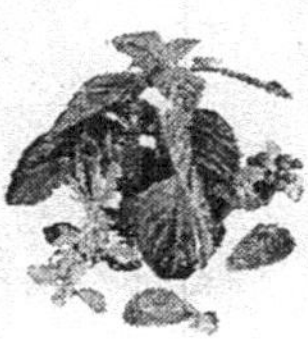

- नीला थोथा, मिट्टी का तेल व नींबू का रस मिलाकर लगाने से दाद ठीक होता है। इस दवा को लगाने से कुछ देर तक तेज जलन होती है।
- यदि दाद पुराना हो जाए और किसी दवा से ठीक न होता हो तो दाद को कपड़े से रगड़कर आक का दूध लगायें। इसके लगाने से कष्ट तो होगा, परन्तु दाद हमेशा के लिए समाप्त हो जाएगा।

खुजली

नारियल के तेल में नींबू निचोड़ लें और यह तेल खुजली वाले स्थान पर लगाएं। पूरे शरीर की मालिश भी कर सकते हैं। मालिश के बाद खुजली वाले स्थान पर गेहूं के आटे का लेप लगाएं। इस प्रयोग से खुजली ठीक हो जाती है।

कील-मुहांसे

शंख को साफ पत्थर पर पानी के साथ घिस कर कील-मुहांसों पर लगाने से मुहांसे ठीक हो जाते हैं। मुहांसे होने पर कब्ज नहीं होने देना चाहिए और गरम तासीर के, तले हुए तथा तेज मिर्च मसालेदार पदार्थ नहीं खाना चाहिए। सुबह-शाम दोनों वक्त शौच अवश्य जाना चाहिए।

होंठ फटने पर

शुद्ध घी में जरा-सा नमक मिला कर, दिन में 2-3 बार नाभि पर लगाने से होंठ फटना बन्द हो जाता है। होंठों पर सोते समय घी या वैसलीन लगा लेना चाहिए।

फोड़े-फुंसी

जब त्वचा के रोमछिद्रों और आसपास की कोशिकाएं नष्ट होने से मवाद बनने लगता है, तो यह फोड़े-फुंसी का रूप ले लेता है।

फोड़े-फुंसियां ज्यादातर रक्तविकार के कारण उत्पन्न होती हैं, खट्टे-मीठे और मिर्च-मसालेदार खाद्य पदार्थों का अधिक सेवन करने से रक्त दूषित हो जाता है, परिणामस्वरूप फोड़े-फुंसियां निकलने लगती हैं, मधुमेह, कुपोषण, कमजोरी के कारण रोग-प्रतिरोधक क्षमता कम हो जाने से भी यह विकार उत्पन्न हो सकता है।

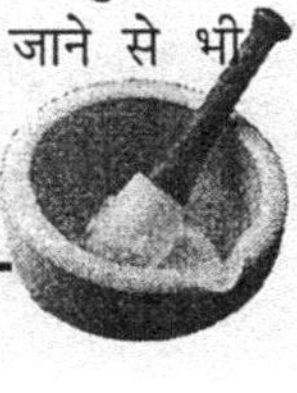

- चने का क्षार फोड़े-फुंसियों पर लगाने से वे पक जाते हैं। इससे दूषित रक्त निकल जाने से फोड़े-फुंसियां ठीक हो जाती हैं।
- करेले की जड़ को पीसकर फुंसियों पर लगाने से लाभ होता है।
- अरबी के पत्तों को जलाकर उसकी राख तेल में मिलाकर लगाने से फोड़े ठीक हो जाते हैं।
- गाजर को उबालकर उसकी पुल्टिस बनाकर बांधने से जख्म अच्छे होते हैं।
- नीम की कोपलें छाछ में पीसकर फुंसियों पर लेप करने से फुंसियां शीघ्र ही ठीक हो जाती हैं। यह लेप दिन में दो बार करना चाहिए।
- पीपल की छाल पीसकर लगाने अथवा उसके दूध का फाहा लगाने से फोड़े-फुंसियों से राहत मिलती है।
- मेथी की पुल्टिस बांधने से फोड़े की सूजन कम होती है और दर्द भी कम होता है।

फोड़ा या अधपकी गांठ

शरीर में फोड़ा या गांठ हो जाए और पकता न हो तो कोयले का टुकड़ा और जरा-सा कपड़ा धोने का कोई-सा भी साबुन लेकर—दोनों को पानी के छींटे देकर एक साथ पीस लें और फोड़े पर लेप कर दें। या तो फोड़ा बैठ जाएगा या पक कर फूट जाएगा। इसकी साफ-सफाई करके, घी में रुई का फाहा डाल कर गरम करके ठण्डा कर लें और इसे घाव पर रख कर पट्टी बांध दें। रोज घाव साफ करके यह घी का फाहा बना कर बांधें। घाव ठीक हो जाएगा।

त्वचा को स्वस्थ रखने के लिए

- त्वचा खुश्क हो जाने पर चेहरे व हाथ-मुंह पर मलाई या दूध कुछ देर तक मलें। पन्द्रह या बीस मिनट के बाद ताजे पानी से हाथ-मुंह धो डालें। ऐसे ही नित्य करते रहें। त्वचा मुलायम व स्वस्थ बनी रहेगी।
- रात में सोते समय भी चेहरे व ओंठों पर मलाई लगा कर सोएं।
- खीरे का रस एक चाय का चम्मच, गाजर का रस एक चाय चम्मच और ताजा दूध एक चम्मच मिलाकर मिश्रण को चेहरे पर लगाते रहने से चेहरे की झाइयां समाप्त हो जाती हैं।

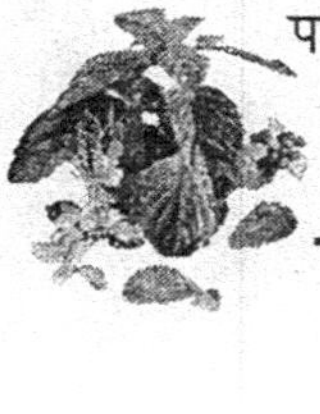

- नींबू का छिलका चेहरे पर रगड़ते रहने से उसमें लगे रस के कारण चेहरे पर निखार आ जाता है। बीमारी के कारण यदि चेहरा काला पड़ जाए तो वह भी धीरे-धीरे ठीक हो जाता है।
- संतरे के छिलको को सुखा लें। फिर कूट कर इनका चूर्ण बना लें। किसी प्याली में एक चाय का चम्मच चूर्ण लेकर उसमें दो चम्मच संतरे का रस और दो ही चम्मच ताजा दूध मिला लें। अच्छी तरह मिलाकर इसे चेहरे व हाथों पर धीरे-धीरे लगाते हुए मलें। यही प्रक्रिया जारी रखें। चेहरे व हाथों के धब्बे व दाग सब समाप्त हो जाएंगे।
- नींबू का रस लगाते रहने से झुलसी हुई त्वचा को शीतलता मिलती है, जिससे राहत का अनुभव होता है।
- मूली का रस एक चम्मच लेकर उसमें एक चम्मच मक्खन अच्छी तरह मिला लें। इस लेप को सप्ताह में दो बार चेहरे पर लगाते रहें। लगाने के एक घंटा बाद चेहरे को गुनगुने पानी से धो लिया करें। इस प्रकार चेहरे की झुर्रियां समाप्त हो जाएंगी।
- केवल टमाटर का रस या मूली का रस लगाते रहने से भी चेहरे पर निखार आ जाता है।
- पके हुए केले का गूदा चेहरे व गर्दन पर लगाएं। पन्द्रह या बीस मिनट में इसे धो डालें। चेहरे व गर्दन के दाग समाप्त हो जाएंगे और उस पर ताजगी आ जाएगी।
- अधिक आयु हो जाने पर हाजमा ख़राब हो जाता है, जिससे त्वचा पर प्रतिकूल प्रभाव पड़ता है। ऐसी स्थिति में दूध जल्दी हजम नहीं होता और इसलिए दूध के बजाए दही का सेवन करना चाहिए। यह शीघ्र ही पच जाएगा और त्वचा भी स्वस्थ हो जाएगी।
- दही और बेसन मिलाकर लेप तैयार कर लें। इस लेप को नहाने के पूर्व उबटन की भांति शरीर पर लगाएं। इससे त्वचा स्वस्थ बनी रहेगी और उसमें निखार आ जाएगा।
- रीठे के छिलके पानी में भिगो लें। फिर उसी पानी के साथ छिलकों को पीसकर लेप तैयार कर लें। इस लेप को चेहरे पर लगाते रहने से झाइयां और धब्बे समाप्त हो जाते हैं।

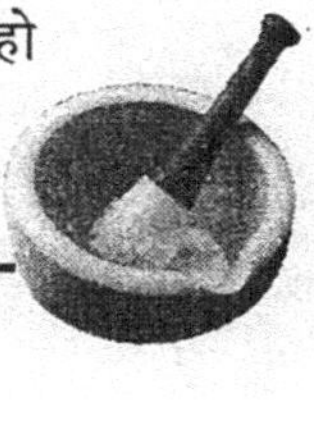

- 4-5 बूंद नींबू का रस एक चाय के चम्मच मलाई में मिलाकर रात्रि में सोने के पूर्व चेहरे पर मल लें। सुबह धो डालें। चेहरे का रूखापन समाप्त हो जाएगा।
- बर्फ के टुकड़े कपड़े में लपेटकर लगभग एक घंटे चेहरे पर रगड़ते रहने से चेहरे का खुरदरापन समाप्त हो जाता है।
- पूरे शरीर में नित्य या दूसरे-तीसरे दिन हल्की मालिश तथा महीने में एक बार अच्छी तरह मालिश करते रहने से शरीर में झुर्रियां नहीं पड़ने पातीं।
- दिन भर में 4-5 बार ठंडे पानी से चेहरा धोते रहने से चेहरे की नमी बची रहती है और उस पर शुष्कता नहीं आने पाती।
- नीम की पत्ती उबाल कर छान लें। ठंडा हो जाने पर उसमें 3-4 बूंद कागजी नींबू का रस थोड़ा-सा चन्दन का चूर्ण और मुल्तानी मिट्टी मिला दें। इस लेप को चेहरे पर घंटा भर लगाएं फिर ठंडे पानी से धो डालें। चेहरे में ताजगी आ जाएगी।
- नीम की पत्ती पीस कर इसके लेप को चेहरे पर लगाने से धूप के कारण झुलसी हुई त्वचा में आराम मिलता है। कम-से-कम 4-5 दिन तक यह क्रिया जारी रखनी चाहिए।

❑ ❑

बालों के रोग

बालों की सफेदी

- सूखे आंवले के चूर्ण को पानी के साथ पेस्ट-सा बनाकर इसका सिर पर लेप करें तथा 5-10 मिनट बाद बालों को पानी से धो लेने से बाल सफेद होने और गिरने बन्द हो जाते हैं।
- एक चम्मच आंवले का चूर्ण पानी के साथ सोते समय ले लें। समय से पूर्व बाल सफेद होने और चेहरे की कांति नष्ट होने पर यह जादू-सा असर करता है।
- भृंगराज तेल रोजाना लगातार लगाया जाए तो बाल काले हो जाते हैं।
- काली मेंहदी पानी में घोलकर रात को लगावें। सुबह सिर धो लें, इस तरह से सारे बाल जड़ तक काले हो जायेंगे।

बालों का झड़ना

- आम की गिरी दस ग्राम लेकर आंवले के रस में पीस लें। इसे लगाने से बाल घने और घुंघराले हो जाते हैं।
- बालों के झड़ने या टूटने पर सिर में नींबू के रस में दो गुना नारियल का तेल मिलाकर अंगुलियों की अग्रिम पोरों से आहिस्ता-आहिस्ता बालों की जड़ों में मालिश करने से बाल झड़ने बन्द हो जायेंगे। साथ ही बाल मुलायम व सीकरी (रूसी) मुक्त हो जायेंगे तथा बालों से सम्बन्धित अन्य सभी रोगों से भी मुक्त हो जायेंगे।

सिर में रूसी

- यदि सिर में खुश्की और रूसी हो तो नारियल के तेल में नींबू का रस मिलाकर रात को सिर में

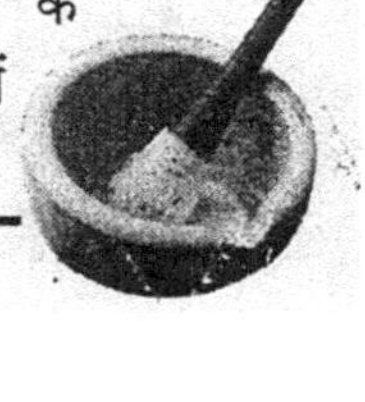

मलें और सुबह गुनगुना पानी और रीठे के पानी से सिर धो डालें। 2-4 बार यह क्रिया करने से ही सिर की खुश्की और रूसी नष्ट हो जाती है।

- रीठे का शैम्पू रूसी में उतना ही कारगर है जितना कोई आधुनिक फार्मूले का शैम्पू। बाल टूटने पर बालों को साबुन से न धोएं, रीठे से धोना चाहिए। यदि बाल भी टूटते हों तो हर चौथे दिन सिर को धोना चाहिए।
- रात को रीठे के छोटे-छोटे टुकड़े करके पानी में भिगो दें। सुबह उस पानी को मसल कर उससे सिर धोने से बाल लम्बे और घने होते हैं। खुश्की और रूसी दूर होती है।
- नारियल का तेल 100 ग्राम, 4 ग्राम कपूर, दोनों को मिलाकर शीशी में रख लें। दिन में 2 बार स्नान के बाद बाल सूख जाने दें और रात में सोने से पहले सिर पर खूब मालिश करें। दूसरे दिन से रूसी में लाभ होता है। बाल धोने से पहले कम-से-कम आधा घंटे पहले एक नींबू काटकर मलने से और फिर हल्के गर्म पानी से धोने से सिर की रूसी साफ हो जाती है। अथवा 2-4 किलो पानी में नींबुओं का रस निचोड़कर एक सप्ताह तक प्रतिदिन बालों को अच्छी तरह धोएं तो जुएं न रहेंगी।

बालों को सुन्दर बनाना

सूखा आंवला व शिकाकाई दोनों को 20-20 ग्राम लेकर कूट लें और आधा किलो पानी में रात को भिगो दें। सवेरे इस पानी को मसलकर किसी कपड़े से छान लें और सिर पर मलें। आधा घंटा बाद स्नान करें। बाल सूख जाने पर नारियल का तेल लगायें। इस क्रिया से बाल घने, लम्बे और रेशम की भांति चमकदार हो जायेंगे।

जुएं

जूं का संक्रमण निम्न प्रकार से हो सकता है—

बालों को प्रतिदिन धोकर और पोंछकर न रखने से, उनमें कंघी न करने और उत्तम तेल का प्रयोग न करने के कारण इनका प्रसार होता है। जूं से प्रभावित व्यक्ति के संपर्क में आने, उनके चादर, बिछावन, तौलिए आदि के प्रयोग के कारण दूसरे व्यक्ति के बालों में भी जूं व उनके अंडे आ जाते हैं।

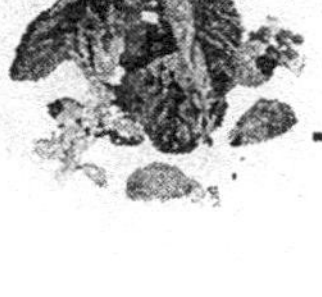

- प्याज को पीसकर उसका रस निकालें। इस रस को बालों पर लगाएं। बालों में इसे 3-4 घंटे लगा रहने दें। फिर बालों को साबुन से धो डालें। तीन दिन तक इस प्रकार नियमित लगाने से जुएं मर जाती हैं।
- कच्चे सीताफल का चूर्ण अथवा उनके बीज का चूर्ण रात में सोते समय बालों में अच्छी तरह लगाकर ऊपर से कपड़े से बांध लें। इससे सिर के बालों में पड़ी जूं और लीख मर जाती हैं।
- लहसुन को पीसकर नींबू के रस में मिलाएं और रात को सोते समय सिर पर मलें। सुबह उठकर सिर धो लें। ऐसा चार-पांच दिन करने से जुएं मर जाएंगी।
- नारियल के तेल में कपूर का चूर्ण मिलाकर रात को बालों में लगाएं। सुबह बाल किसी अच्छे शैम्पू से धो लें।
- कपूर के रस को तेल में मिलाकर बालों पर लगाएं। इससे जुएं मर जाएंगी।
- सेब के रस में पानी मिलाकर लगभग 20-25 मिनट तक अंगुलियों से सिर में तेज मालिश करें। तीन दिन के अंदर जुओं का नामो-निशान मिट जाएगा।

बालों की बीमारियों से बचाव

- शरीफा के बीजों को पानी के साथ महीन पीस लें। इस लेप को बालों में लगा कर ऊपर से चारों ओर कपड़ा बांध कर रातभर सो जाएं। सुबह तक सारी जुएं मर जाएंगी। फिर बाल धो डालें। शरीफा के बीज का चूर्ण भी समान रूप से उपयोगी रहता है।
- कान्दा के छिलके पानी के साथ पीस कर मेहंदी लेप की तरह सिर में लगाने से जुएं और लीखें सब मर जाती हैं।
- लहसुन के रस में नींबू का रस मिला लें। इसे सिर और बालों में मलमल कर रात में लगाएं और चारों ओर कपड़ा बांधकर सो जाएं। सब जुएं और लीखें मर जाएंगी। सुबह बेसन, दही या साबुन से बाल धोकर नहा लें।
- लहसुन का बराबर सेवन करते रहने से सिर के बाल मजबूत बने रहते हैं।
- बथुए का रस बालों में मलने से जुएं और लीखें समाप्त हो जाती हैं।

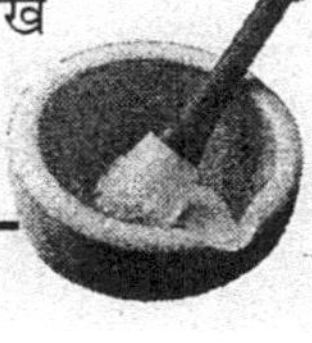

- आंवला, हरड़, बहेड़ा का चूर्ण कूट पीस व छान कर तैयार कर लें। इन्हें बराबर-बराबर मात्रा में लेकर गुड़ में मिला कर बड़ी-बड़ी गोलियां बना लें। नित्य बासी मुंह खाली पेट एक गोली निगल जाएं। सफेद बाल काले हो जायेंगे।
- आंवला के सुखाए गये फल को रात भर पानी में भिगो लें। सुबह मसल कर उसका पानी निकाल लें। आंवले के इस पानी से एक महीना तक बाल धोते रहने से सिर में रूसी बनना बंद हो जाएगी। पानी में भिगोने के बजाए नींबू के रस में आंवला भिगोने से और भी अधिक अच्छा रहता है।
- फूलगोभी और पत्ता गोभी की सब्जी खाते रहने से बालों का टूटना बंद हो जाता है और जो बाल टूटने वाले होते हैं, वे रुक जाते हैं। लहसुन की भांति इनमें उपलब्ध गंधक के कारण ही बालों में मजबूती आती है।
- चौलाई का झोल (सूप) पीते रहने या चौलाई का साग खाते रहने से भी बालों का टूटना बंद हो जाता है।
- आंवले के अधपके फलों को किसी लोहे के बर्तन में रखकर नींबू के रस में 2-3 दिन तक भिगो लें। फिर उसमें थोड़ा पानी मिलाकर इसी पानी से सिर धोते रहें। कुछ दिनों में बाल काले हो जायेंगे।
- 100 ग्राम आंवला दो लीटर पानी में उबालें। जब पानी आधा हो जाए तब आंच से बर्तन को उतार लें। आंवलों को उसी पानी में मसल कर छान लें। इसी पानी से कुछ दिनों तक सिर धोते रहने से बाल काले हो जाएंगे।
- आम के पुराने अचार का तेल छान लें। इससे दिन में 3-4 बार मालिश करते रहने से गंजे सिर पर बाल निकल आते हैं।
- ककड़ी के रस को 5-6 मास तक सिर में लगाते रहने से गंजे सिर पर बाल उग आते हैं। ककड़ी अत्यंत मुलायम होनी चाहिए।
- ककड़ी का गूदा मलते रहने से भी सिर का गंजापन समाप्त होता है।
- कड़वे परमल की पत्तियां पीस लें। उसके लेप से बालों की जड़ों में मालिश करने से बालों का टूटना बंद हो जाता है। इससे गंजापन भी समाप्त हो जाता है।

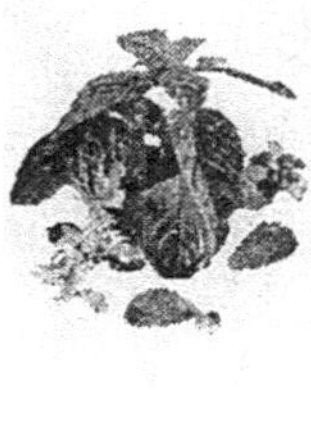

- चुकन्दर के रस में सिरका मिला कर सिर में लगाने से रूसी समाप्त हो जाती है।

- दही से नियमित बाल धोने से बाल गिरना बंद हो जाते हैं। यदि इसमें नींबू का रस भी मिला दिया जाए तो और भी उत्तम रहता है।
- आम की गुठली की गिरी 10-12 नग निकाल कर धूप में सुखा लें। फिर इन्हें कूट कर छान लें और नारियल के तेल में पका लें। करीब 25-30 दिन सिर में इसी को लगाते रहें। सिर का गंजापन समाप्त हो जाएगा और बाल भी काले व घने हो जाएंगे।
- जामुन का सेवन करते रहने से बालों का टूटना बंद हो जाता है।
- मुलायम ककड़ी के रस को सिर में मलकर उसे सूखने दें। फिर स्नान कर के बालों में नारियल का तेल लगाएं यही क्रिया जारी रखें। बालों का गिरना रुक जाएगा।
- नींबू का रस और बेसन मिलाएं। इस लेप को सिर में मल-मलकर लगाएं और फिर बालों को धो डालें। सिर से रूसी समाप्त हो जाएगी। सप्ताह में दो बार अवश्य लगाएं।
- सिरके में बेसन भिगो लें। उसमें थोड़ा शहद डालें। इस लेप से बालों को खूब मल कर धोएं। रूसी से छुटकारा मिल जाएगा।
- टमाटर के रस से बालों को धोते रहने से बाल चमकदार व मजबूत बने रहते हैं।
- जैतून के तेल की सिर में हल्की-हल्की मालिश करते रहने से बाल चमकदार बने रहते हैं। इसके लिए सप्ताह में दो बार मालिश करनी चाहिए।
- बादाम रोगन से मालिश करने पर भी समान रूप से लाभ मिलता है।
- आंवला, हरड़, बहेड़ा रातभर पानी में भिगों लें। सुबह पीस लें। इस लेप को बालों में लगा कर कुछ देर के लिए छोड़ दें। कुछ देर बाद बाल धो डालें। बाल चमकदार व मजबूत हो जायेंगे।

बाल गिरना

- नीम और बेर के पत्तों को पानी में खूब उबालें। इस पानी में ठण्डा करके इससे सिर के बाल धोयें। और नीम का ही तेल बालों व बालों की जड़ों पर

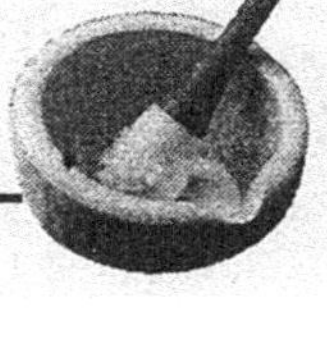

लगायें। थोड़े ही दिन में लाभ होने लगेगा। सिर धोते समय आंख बंद रखें ताकि आंखों में पानी न जाये।

- अमर बेल का 250 ग्राम का टुकड़ा लेकर तीन लीटर पानी में डालकर रात को उबालें। जब पानी आधा रह जाये तब उतार लें। सुबह स्नान करते समय इस पानी से बालों को मसल-मसल कर धोना चाहिये। नियमित रूप से प्रयोग करते रहना चाहिये। नियमित रूप से यह प्रयोग करते रहने से 4-5 माह में बाल घने, लम्बे और चिकने हो जायेंगे और जड़ से काले निकलेंगे।
- हमदर्द की बनी खारिश जालीनुमा 6 ग्राम और कुरता कुर्स खुबशुल हदीद 2 गोली—दोनों मिला कर सुबह खाली पेट लें। प्रतिदिन सोने से पहले एक बड़ा चम्मच (लगभग 8-10) ग्राम त्रिफला चूर्ण गर्म मीठे दूध के साथ लें। स्नान के समय बालों में कोई साबुन शेम्पू न लगायें। आंवला रीठा और शिकाकाई का चूर्ण दो-तीन घण्टे पानी में भिगोकर छान कर बालों में लगा लें। और घण्टे भर तक लगा रहने दें फिर स्नान करते समय धो डालें। सोते समय बालों की जड़ों में भृंगराज केश तेल लगाकर 20-25 मिनट तक मालिश करें। भृंगर चूर्ण 1-1 चम्मच, दोपहर व शाम को भोजन करने के एक घण्टे बाद पानी के साथ फांक लें। यह चूर्ण बना हुआ बाजार से मिलता है। घर पर बनाने के लिये इसका नुस्खा इस प्रकार है—काला भांगरा 50 ग्राम, सूखा आंवला 25 ग्राम और मिश्री 50 ग्राम। तिल अलग करके तीनों को कूट पीस कर बारीक चूर्ण कर लें। फिर चारों द्रव्यों को मिला कर रख लें। यही भृंगराज चूर्ण है। इसे कम से कम छः माह तक नियमित रूप से सेवन करें। बहुत गुणकारी नुस्खा है।

गंजापन

आयुर्वेद के अनुसार बालों की जड़ पर दूषित वायु और पित्त हमला करके उन्हें गिराते हैं। ऐसे में आयुर्वेद का नारसिंह चूर्ण बहुत ही फायदेमन्द होता है।

नारसिंह चूर्ण—शतावरी चूर्ण 640 ग्राम, गोखरू चूर्ण 640 ग्राम, बादामी कन्द 800 ग्राम, गिलोय 1 ग्राम, शुद्ध भिलाव 1 किलो 280 ग्राम तथा चित्रकमल 400 ग्राम, छिलके रहित तिल 640 ग्राम, सौंठ 320 ग्राम, काली मिर्च 320 ग्राम, पीपली 320 ग्राम, मिश्री 1 किलो 800 ग्राम,

विदारी कन्द 640 ग्राम, शहद 1 किलो 400 ग्राम, गाय का घी 700 मिलीग्राम।

निर्माण विधि—सबसे पहले भिलाव और तिल को मिला कर चूर्ण करें फिर अन्य औषधियों का चूर्ण मिला कर खरल करके बराबर कर लें। सबसे अन्त में शक्कर मिलायें।

मात्रा और सेवन विधि—इसे 3 से 4 ग्राम की मात्रा में दिन में 2 बार घी तथा शहद के साथ सेवन करें। अगर खुजली या पेशाब में जलन महसूस हो तो चूर्ण का प्रयोग बन्द करें इसे ज्यादातर शीत ऋतु में ही प्रयुक्त करें।

- महाभृंगराज तेल की सिर पर मालिश करें।
- आमल की रसायन 1 चम्मच भर लेकर उसमें 2 चम्मच मिश्री मिला कर प्रातः सांय दो बार सेवन करें।
- काले तिल, त्रिफला, भांगरा चूर्ण, ज्योतिष्मती समान भाग लेकर इस मिश्रित चूर्ण के बराबर की मात्रा में मिश्री मिला कर चूर्ण बनायें। इस चूर्ण को 5 ग्राम की मात्रा में सुबह-शाम जल के साथ सेवन करें।
- बाल धोने के लिये हर्बल शैम्पू या शिकाकाई का उपयोग करें।
- चिन्ता व क्रोध न करें।
- बाल अस्थि धातु से उत्पन्न होते हैं, अतः आहार में अस्थिधातुपोषक कैल्शियम और लोहा युक्त आहार लें, हरी साग-सब्जी दूध व फलों को भोजन में हर रोज लें।
- लहसुन, अदरक का रस समभाग लेकर गंजे सिर पर लगाएं।
- प्याज़-नींबू का रस समभाग लेकर नित्य सिर के गंजे वाले हिस्से पर लगाएं।

मेहंदी रंग लाये

- मेहंदी गर्मी के दिनों में बहुत उपयोगी है। जिन लोगों के पैरों में गर्मी में जलन होती है, उनको मेहंदी पीस कर लगाने से लाभ होता है।
- मेहंदी के पत्ते, आंवले, थोड़ी सी नील, दूध में पीसकर बालों में लगायें। एक घंटे बाद पानी से धो लें। सफेद बाल काले हो जायेंगे।
- गर्मी में पीठ व गले तथा शरीर की त्वचा पर छोटी-छोटी मरोड़ी होने लगती हैं जो मेहंदी के लेप से मिट जाती हैं।

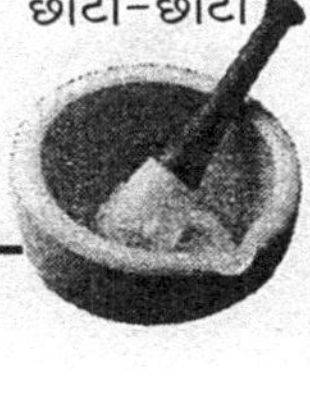

- मेहंदी उबाल कर उसके पानी से फोड़े-फुंसी वाले भागों या अंगों को धोने से लाभ होता है।
- मसूड़े के ऐसे असाध्य रोगों के लिए जो दूसरी दवा से न मिटते हों, मेहंदी के पत्तों को उबाले हुए पानी से कुल्ला करने पर मिट जाते हैं।
- मेहंदी के पानी से कुल्ले करने से या पत्तों को मुंह में रखकर चबाने से मुंह के छाले मिटते हैं।
- रात में मेहंदी स्वच्छ पानी में भिगोकर उसे छानकर उसका पानी पीने से एलर्जी ठीक होती है। इससे विजातीय द्रव्य बाहर निकलता है।
- उच्च रक्तचाप के रोगियों को पैरों व हथेलियों पर मेहंदी का लेप करना चाहिए। मेहंदी के फूल भी बढ़ी गर्मी कम करते हैं।

❑ ❑

पेशाब के रोग

पेशाब का बार-बार आना

- बार-बार पेशाब आने पर 60 ग्राम भुने चने खाकर ऊपर से थोड़ा-सा गुड़ खायें। दस दिन लगातार सेवन करने से बहुमूत्रता ठीक हो जायेगी। बूढ़ों को ज्यादा दिन तक यह खुराक लेनी चाहिए। पाचन-शक्ति यदि बिगड़ी हुई हो तो भी यह प्रयोग करें।
- सवेरे-संध्या गुड़ से बना हुआ तिल का एक लड्डू खाने से बार-बार पेशाब आना बन्द होता है। आवश्यकतानुसार चार-पांच दिन खायें। सर्दियों में तो यह बहुत ही उत्तम रहता है।
- रोजाना मेथी का साग खाने से पेशाब का ज्यादा होना ठीक होता है।
- पेशाब बार-बार और अधिक मात्रा में आये, तो 2 पके केलों का सेवन दोपहर को भोजन के पश्चात् कुछ दिन करना चाहिए। यह रोग अंगूर खाने से भी दूर हो जाता है।

मूत्राशय (पेशाब) की जलन

दानेदार धनिया को मोटा पीसकर इसका छिलका अलग कर लें। फिर बीजों के अन्दर की गिरी निकालकर तीन सौ ग्राम धनिया की गिरी (प्रायः साढ़े चार सौ ग्राम धनिया में तीन सौ ग्राम गिरी निकल आती है) तीन सौ ग्राम मिश्री या चीनी लें। दोनों को अलग-अलग पीसकर आपस में मिला लें, समझ लीजिए औषधि तैयार है। मूत्राशय की जलन के अलावा वीर्य की उत्तेजना दूर करने में भी यह अचूक है। वजन खुराक 5 ग्राम एक गिलास ठंडे पानी से दिन में 2 बार लें। केवल 3 दिन तक।

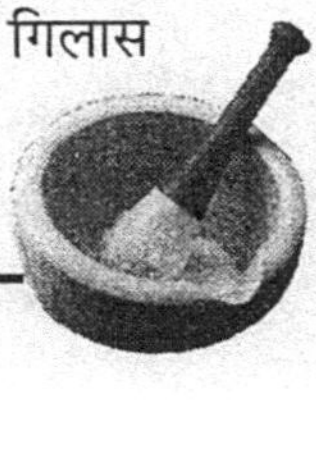

- कटे तरबूज को रात में ओस में रख दें। प्रातः उसका रस निकालकर शक्कर मिलाकर पीने से पेशाब की जलन दूर होती है।
- अनार का शरबत पीने से पेशाब की जलन शांत होती है।
- ताजे मक्का के भुट्टों को पानी में उबालकर उस पानी को छानकर, मिश्री मिलाकर पीने से पेशाब की जलन ठीक होती है।

पेशाब में खून

- एक छोटा करेला 30 ग्राम, (एक औंस) पानी में रगड़कर दिन में एक बार पियें। पांच दिन इस्तेमाल करें। परहेज गर्म चीज, लाल मिर्च का करें।

बिस्तर पर पेशाब करना

- बच्चा यदि सोते में पेशाब कर लेता हो तो अखरोट की एक गिरी तथा 5 ग्राम किशमिश रात को सोने से पहले खिलायें। एक सप्ताह में पूरी तरह आराम होगा।
- सोते समय पेशाब करने वाले बच्चों के मसाने कमजोर हो जाते हैं। एक छुहारा धोकर कपड़े से साफ कर 250 मि.ली. दूध में डालकर उबालें। दूध उबल जाये और छुहारा फूल जाए तो दूध को चूल्हे से उतार लें और ठंडा कर बच्चे को पिला लें। चार-पांच दिन के प्रयोग से वह ठीक हो जाएगा।
- सोते समय शहद का सेवन कराने से नींद में पेशाब करने का रोग ठीक होता है।
- 4-5 वर्ष का बालक बिछौने पर पेशाब करता है तो 2 मुनक्का प्रतिदिन बीज निकाल कर रात को खिलायें या 1 छुहारा रोजाना 8 दिन तक खिलाने से बालक बिछौने पर पेशाब नहीं करेगा। दही, लस्सी, चावल का परहेज आवश्यक है।

पेशाब का कम आना

- एक किलो पानी में 50 ग्राम प्याज के टुकड़े कर उबालें। उबलने पर छानकर शहद मिलाकर नित्य तीन बार पिलाने से पेशाब खुलकर आता है। यदि पेशाब बंद हो गया हो तो वह भी आने लगता है।

- दो छोटी इलायची को पीसकर, फांककर ऊपर से दूध पीने से पेशाब खुलकर आता है।

पेशाब का रुकना या बंद

- 5 नग प्याज लेकर, उसको छीलकर चटनी की तरह पीसकर, उतना ही गेहूं का आटा डालकर हलुवा-सा बना लें और हल्का गर्म करने पर पेट पर इसका लेप कर लेट जायें। पेशाब आने लगेगा।
- अरंडी का तेल 25 से 50 ग्राम तक गर्म पानी में मिलाकर पीने से पन्द्रह-बीस मिनट में पेशाब खुल जाता है।
- 2 ग्राम जीरा व 2 ग्राम मिश्री दोनों को पीसकर फंकी लेने से रुका हुआ पेशाब खुल जाता है। दिन में तीन बार लें।
- कलमी शोरा 3 ग्राम, दूध 250 ग्राम, पानी एक किलो। सबको मिलाकर बगैर मीठे के दो बार पिलायें। पेशाब खुलकर होगा। यह हर मौसम के लिए है।

बहुमूत्र

मूत्र की मात्रा और आवृत्ति बढ़ जाना आदि व्याधियों को 'बहुमूत्र' रोग होना कहा जाता है।

सामग्री—छिलके वाली उड़द की दाल, आंवला, असगन्ध और विदारीकन्द, काले तिल।

विधि—काले तिल अलग रखकर चारों दवाओं को कूट-पीसकर महीन चूर्ण कर लें, सबको समान मात्रा में लेकर मिला लें और शीशी में भर लें। तिल साबुत ही लेना है।

सेवन विधि और लाभ

यह चूर्ण 1-1 चम्मच, 1-1 घण्टे से दो बार सुबह और शाम को 5 व 6 बजे दो बार ताजे ठण्डे पानी के साथ लेना चाहिए। सुबह के वक्त दो खुराक दवा लेने के बाद काले तिल लगभग 50 ग्राम मात्रा में खूब चबा-चबाकर खा लें। शाम को नहीं खाना है। इस प्रयोग को सेवन करने से मूत्र की अधिक मात्रा और आवृत्ति में कमी होती है। लाभ न होने तक प्रयोग जारी रखें।

आहार-विहार

मूत्र बढ़ाने वाले पेय पदार्थों का सेवन बन्द रखें। वर्षा और शीत ऋतु में ठण्ड एवं ठण्डी हवा से बचाव करें।

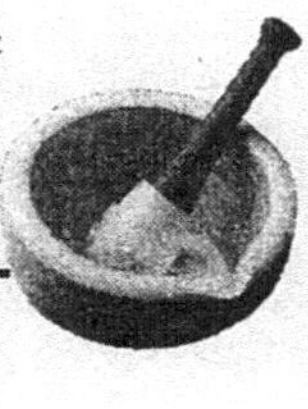

गुर्दे की पथरी

- 6 ग्राम पपीते की जड़ को पीसकर 50 ग्राम पानी मिलाकर 21 दिन तक प्रातः और सायं पीने से पथरी गल जाती है।
- दो माशा नीम के पत्तों का खार खाने से पथरी गलकर निकल जाती है।
- जामुन खाना भी पथरी रोग में लाभदायक है।
- एक ग्राम हल्दी और 2 ग्राम गुड़ गाजर की कांजी के साथ खाने से पथरी गल जाती है।
- बीस ग्राम कुलथी को ढाई सौ ग्राम पानी में उबालें। जब चौथाई पानी रह जाए तो उतारकर छान लें और गुनगुना रोगी को पिला दें। 20-25 दिन यह प्रयोग करें। पथरी गलकर निकल जाएगी।

दर्द गुर्दे के लिए

- सिरावली के बीज 3 माशे पीसकर जल के साथ दें।
- अंगूर की बेल के पत्ते 50 ग्राम पानी में पीसकर छानकर थोड़ा लाहौरी नमक मिलाकर पिलायें। तड़पता हुआ मरीज ठीक हो जाएगा।

❑ ❑

हृदय के रोग

हाई ब्लड प्रैशर (उच्च रक्तचाप)

- सर्पगन्धा, आंवला, गिलोय, अर्जुन-वृक्ष की छाल, पुनर्नवा और असगंध बराबर मात्रा में लेकर चूर्ण बनाकर पानी के साथ दिन में दो बार खाने से उच्च रक्तचाप (हाई ब्लड प्रैशर) सामान्य हो जाता है।
- तरबूज खाने से हाई ब्लड प्रैशर ठीक हो जाता है।
- लीची का उपयोग भी लाभदायक है।
- हृदय की कमजोरी दूर करने के लिए 25 ग्राम शहतूत का शरबत दिन में दो बार पीना हितकर है।
- गाजर का मुरब्बा भी लाभकारी है।
- सर्पगन्धा को कूटकर रख लें। प्रातः सायं 2-2 ग्राम सेवन करने से हाई ब्लड प्रैशर सामान्य हो जाता है।
- गेहूं की बासी रोटी प्रातःकाल दूध में भिगोकर खाने से हाई ब्लड प्रैशर सामान्य होता है।
- एक ग्राम सूखा धनिया, एक ग्राम सर्पगन्धा, 2 ग्राम मिश्री में पीसकर ताजा पानी के साथ खाने से उच्च रक्तचाप घट जाता है।

लो ब्लड प्रैशर (निम्न रक्तचाप)

- 150 ग्राम पानी में 32 किशमिश भिगो दें। बारह घंटे भीगने के बाद प्रातः एक-एक किशमिश को आधा मिनट तक खूब चबा-चबाकर खायें। लो ब्लड प्रैशर (निम्न रक्तचाप) में इससे पूर्ण लाभ होता है।
- गाजर के रस में शहद मिलाकर पीने से लो ब्लड-प्रैशर दूर होता है।

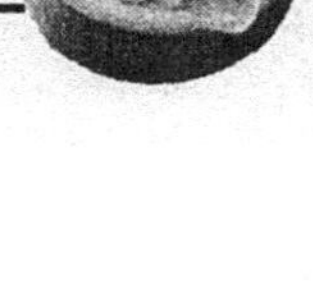

हृदय की दुर्बलता

- सेब का मुरब्बा प्रतिदिन सेवन करने से हृदय की दुर्बलता दूर होती है।
- नागरबेल के पान का शर्बत पीने से भी दुर्बलता दूर होती है।
- 4 रत्ती जदवार शिकंजबीन के साथ प्रतिदिन लेने से दिल की दुर्बलता मिट जाती है।
- अलसी के सूखे फूल पीसकर शहद के साथ खाने से दिल की कमजोरी मिटती है।
- हारसिंगार के सफेद फूलों की डण्डी अलग करके फूलों से दुगुनी पिसी हुई शक्कर मिलाकर शीशी में भरकर धूप में रख दें। सवा महीने बाद इस गुलकन्द को 20 ग्राम रोजाना सुबह खाने से गर्मी की धड़कन मिटकर हृदय शक्तिशाली बनता है।
- अलसी के पत्ते और सूखे धनिये का काढ़ा बनाकर पीने से हृदय की दुर्बलता दूर होती है।
- अगर का चूर्ण शहद मिलाकर खाने से हृदय की शक्ति बढ़ती है।
- बायबिडंग, काली मिर्च, कूट, मेनासिल, सेंधा नमक तथा भुनी हींग सब 10-10 ग्राम लेकर, पीसकर कपड़े में छान लें। आधा ग्राम दवा प्रतिदिन प्रात: शहद में मिलाकर खाने से हृदय-गति सामान्य होती है, तथा शक्ति बढ़ती है।

हृदय की धड़कन

- अनार के ताजा पत्ते 250 ग्राम पानी में घोटकर छान लें। इस रस का प्रात: सांय नियमित सेवन करने से दिल की धड़कन शान्त हो जाती है।
- 10 ग्राम रेहा के बीज मिट्टी के बर्तन में आधा किलो पानी में भिगो दें। प्रात: काल बीजों को मसलकर, छानकर थोड़ी-सी मिश्री मिलाकर सेवन करो। एक सप्ताह में हृदय की दुर्बलता और धड़कन ठीक हो जाएगी।
- सेवती का अर्क तथा गुलकन्द का सेवन भी लाभप्रद है।
- गाजर का मुरब्बा भी लाभ करता है।

- रात्रि में गाजर को भूनकर छील लें तथा खुले में रख दें। प्रातः काल इसमें शक्कर और गुलाबजल मिलाकर खाने से हृदय की धड़कन में लाभ होगा।
- बील की जड़ की छाल का काढ़ा बनाकर पीने से दिल की धड़कन समान्य हो जाती है।
- नागफनी और थूहर के प्रंचांग की राख का सेवन करने, अथवा दोनों के रस को मिलाकर पीने से (सामान्य मात्रा में) हृदय की धड़कन सामान्य हो जाती है।
- सूखा आंवला तथा मिश्री (50-50 ग्राम) मिलाकर कूटपीस लें। 16 ग्राम औषधि एक बार में पानी के साथ लेने से कुछ दिनों में हृदय की धड़कन तथा अन्य विकार सामान्य हो जाते हैं।

हृदय की पीड़ा, जलन एवं घबराहट

- असगन्ध तथा बहेड़ा के चूर्ण को गुड़ में मिलाकर गोलियां बनायें। प्रातः सायं दो-दो गोली गरम पानी के साथ खाने से हृदय की पीड़ा से छुटकारा मिल जाता है।
- पारस पीपली की छाल के मध्यभाग को पानी में घिसकर छाती पर लगाने से हृदय की पीड़ा (दर्द) दूर होती है।
- 10 ग्राम अर्जुन की छाल, 10 ग्राम गुड़ और 50 ग्राम दूध लें। अर्जुन की छाल के चूर्ण को दूध में डालकर पकाएं तथा गुड़ मिलाकर पियें। इससे हृदय के समस्त रोग-विकार दूर हो जाते हैं।
- 6 ग्राम दाना मैथी लेकर उसका क्वाथ बना लें, इसमें शहद मिलाकर सेवन करने से हृदय की पीड़ा, जलन और घबराहट दूर होती है।
- गुड़ और देशी घी मिलाकर पीने से हृदय की शक्ति में वृद्धि होती है।
- गेहूं का सत और अर्जुन की छाल का चूर्ण समान भाग लेकर भून लें। इस चूर्ण का तीन गुना शहद डालें। इसकी 6 ग्राम से 10 ग्राम तक की मात्रा प्रतिदिन सेवन करने से सभी प्रकार के हृदय-रोग दूर होते हैं, घबराहट दूर होती है।

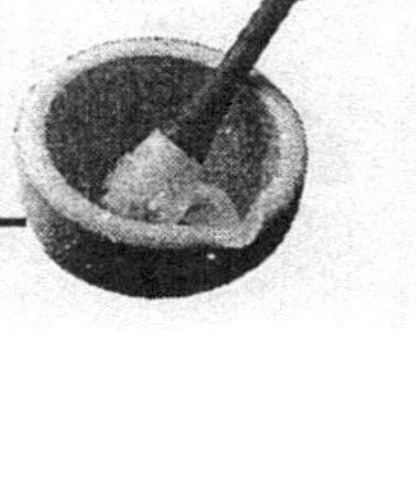

- बंशलोचन तथा गावजवा के फूल और छोटी इलायची के बीज सबको समान भार में लेकर पीस लें। 3 ग्राम औषधि को सेब के मुरब्बे के साथ सेवन करने से घबराहट, जलन व कमजोरी दूर होती है।
- पीपल के कोमल पत्तों का दो कोपलों का रस 6 ग्राम से 10 ग्राम तक निकाल लें। इसमें शहद मिलाकर पीने से पीड़ा मिट जाती है तथा हृदय ताकतवर बनता है।
- 2 ग्राम कुटकी और 3 ग्राम मुलहठी को पीस कर मिश्री के साथ शर्बत बनाकर पीने से हृदय-गति सामान्य होकर कमजोरी दूर होती है।

❑ ❑

दर्द/चोट का उपचार

पैरों में दर्द (सायटिका)

- पैरों के दर्द (सायटिका) में शिवा गुग्गुल 1-2 ग्राम की मात्रा में भोजन के बाद लेने से लाभ होता है।
- पथ्यादि गुग्गुल 2 से 3 ग्राम की मात्रा में सेवन करने से लाभ होता है।
- लहसुन, हींग, जीरा, त्रिकटु, अजवायन और सेंधा नमक को 10-10 ग्राम लेकर मिश्रण बनाएं, सुबह-शाम 1-1 ग्राम की मात्रा में लेने से सायटिका में आराम मिलता है।
- वातनाशनी वटी 1-1 गोली दिन में तीन बार लेने से सायटिका में आराम मिलता है।
- महामाष तेल (निरामिष) की मालिश करने से भी बहुत लाभ होता है।
- दूध में अरण्डी के बीज (छिलका रहित) को पीस कर पीने से पैरों के दर्द में आराम मिलता है।
- त्रयोदशांग गुग्गुल की 2-4 गोली गर्म दूध के साथ चबाकर सुबह-शाम खाएं, इससे सायटिका रोग की पीड़ा शान्त होती है।

चोट व मोच के कारण दर्द होना

एक लीटर गर्म पानी में 250 ग्राम साबुन के टुकड़े घोलने के बाद उसमें 500 मि.ली. तारपीन का तेल मिला लें और एक साफ शीशी में भरकर रख लें। जहां चोट या मोच आयी हो, वहां रुई की फुरेरी से इस तेल को लगाने से आराम मिलता है।

नोट—यह नुस्खा सिर्फ बाहरी चोट या मोच के लिये है, अंदरूनी जख्म के लिये नहीं।

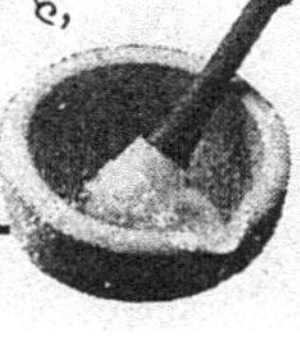

घाव

हरी दूब का रस 40 ग्राम और घी 100 ग्राम लेकर 400 ग्राम पानी में मिला, धीमी आंच पर पकायें। जब सिर्फ घी रह जाये, तो चूल्हे से उतारकर, छानकर एक साफ शीशी में भर लें। इस दवा को दिन में तीन-चार बार घाव पर लगायें।

गठिया

- असगन्ध बूटी की जड़ और खांड बराबर लें तथा कूट-पीसकर चूर्ण कर लें। प्रतिदिन दोनों समय पांच ग्राम से दस ग्राम तक गर्म दूध के साथ सेवन करें। यह गठिया का अचूक इलाज है।
- अजवायन, गूगल, माल कंगनी, काला दाना, चारों औषधियां बराबर मात्रा में लेकर कूट-पीस लें तथा जल मिलाकर चने के बराबर गोली बना लें। 4 गोलियां दूध से लें। कुछ दिन में गठिया रोग से छुटकारा मिल जायेगा।
- मुण्डी व सौंठ बराबर मात्रा में मिलाकर खाएं।

घुटनों का दर्द

- प्रातःकाल मेथी दाना के बारीक चूर्ण की एक चम्मच की मात्रा की पानी के साथ फंकी लगाने से घुटनों का दर्द खत्म हो जाता है। बुढ़ापे के कारण होने वाले घुटनों के दर्द में यह विशेष उपयोगी है। दर्द के अलावा यह स्नायु रोग, बहुमूत्र, सूखा रोग व खून आदि की कमी में बहुत उपयोगी है।
- प्रातः भूखे पेट तीन-चार अखरोट की गिरी खाने से भी घुटनों का दर्द जाता रहता है।
- नारियल की गिरी खाते रहना घुटनों के दर्द को खत्म कर देता है।
- अरण्ड के पत्ते और मेहंदी पीसकर लेप करने से घुटनों का दर्द दूर हो जाता है।
- 6 ग्राम कोंच के बीजों को दूध के साथ चौदह दिन तक खाने से घुटनों का दर्द मिट जाता है।

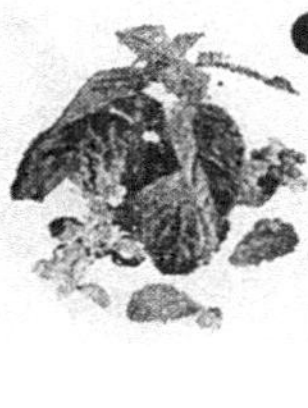

- सूखे आंवलों को कूट-पीसकर दो गुनी मात्रा में गुड़ मिलाकर बड़े मटर के आकार में गोलियां बनाकर रोजाना 3 गोलियां पानी के साथ लेने से घुटनों का दर्द ठीक हो जाता है।

जोड़ों का दर्द दूर करने की दवा

- कनेर की पत्ती उबालकर पीस लें और मीठे तेल में मिलाकर लेप करें। इससे दर्द जाता रहेगा।
- कड़वे तेल में अजवायन और लहसुन जलाकर उस तेल की मालिश करने से हर प्रकार के बदन का दर्द दूर हो जाता है।

हाथ-पैरों की ऐंठन

- अड़ूसे के फूल और फलों को तेल में जलाकर छान लें। इस तेल की मालिश करने से हाथ-पैरों की ऐंठन दूर हो जाती है।
- अखरोट के तेल की मालिश करने से हाथ-पैरों की ऐंठन समाप्त हो जाती है।

अंगों की शून्यता

शरीर में यदि कहीं खून की गांठें जम गई हों, तो उस जगह पर कुसुम्बे के बीजों को पानी में पीसकर लेप करने से खून का दौरा चालू हो जाता है।

सीने में जलन

250 ग्राम ठंडे पानी में नींबू निचोड़कर पीने से सीने की जलन और दिल के घबराने में आराम मिलता है।

❑ ❑

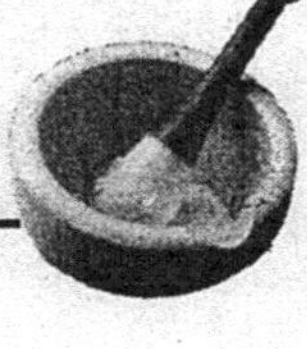

पुरुषों के रोग

स्वप्नदोष

रात में या सोते समय अनैच्छिक वीर्यपात को स्वप्नदोष कहते हैं। स्वप्नदोष होने की स्थिति में उचित आहार-विचार का पालन कर इस व्याधि से बचा जा सकता है और इसके साथ ही निम्नलिखित उपाय करना चाहिए।

स्वप्नदोष नामक व्याधि मुख्यतः दो कारणों से होती है। पहला कारण कब्ज रहना और पेट ठीक से साफ न होना है जिससे कोठे में उष्णता के प्रभाव से 'स्वप्नदोष' यानी सोते हुए वीर्यपात होने की स्थिति निर्मित हो जाया करती है। दूसरा कारण है स्वप्न में कामुक दृश्य देखना या काम-क्रीड़ा करने का स्वप्न देखना। इस कारण से, अन्तर्मन के आदेश से सोते हुए भी यौनांग सक्रिय हो जाता है और वीर्यपात हो जाता है। जो लोग दिन में कामुक चिन्तन किया करते हैं, कामुक हरकतें किया करते हैं उन्हें स्वप्न में भी कामुक दृश्य दिखाई देते हैं और इस कारण से होने वाले अनैच्छिक वीर्यपात को 'स्वप्नदोष' कहते हैं। इस रोग से बचाव करने के लिए यह जरूरी है कि इन स्थितियों को निर्मित होने न होने दिया जाए अन्यथा दवाइयों के सेवन से भी लाभ न हो सकेगा। परहेज का पालन करते हुए निम्नलिखित उपाय करने से स्वप्नदोष होना अवश्य बन्द हो जाएगा।

- एक सप्ताह तक शीतलचीनी (कबाब चीनी) का चूर्ण सुबह, दोंपहर और शाम को 3-3 ग्राम मात्रा में (छोटे चम्मच से, लगभग आधी चम्मच) ठण्डे पानी के साथ सेवन करें। दूसरे सप्ताह में, दिन में दो बार, सुबह और शाम और तीसरे सप्ताह में सात दिन तक दिन में सिर्फ एक बार सुबह या शाम कभी भी 3 ग्राम चूर्ण ठण्डे पानी से सेवन करें। यह प्रयोग शरीर में अतिरिक्त रूप से बढ़ी हुई गर्मी को कम करने में उपयोगी है।

- चाय का सेवन या तो बन्द कर दें या केवल सुबह-शाम दो बार थोड़ी ठण्डी करके पिया करें। सुबह चाय से पहले दूध 1 कप और ठण्डा पानी 1 कप मिलाकर थोड़ी शक्कर डाल कर फेंट लें। इस लस्सी को सुबह खाली पेट आवश्यकता के अनुसार 10-12 दिन तक पिएं। इसके आधा घण्टा बाद, यदि आदत हो तो, चाय पी सकते हैं।
- दिन में भोजन के 2-3 घण्टे बाद 1 चम्मच यानी लगभग 10-15 ग्राम गुलकन्द खाया करें।
- भोजन में लाल मिर्च, तले पदार्थ, तेज मसालेदार और खटाई वाले पदार्थों का सेवन कतई बन्द कर दें। अण्डा, मांस और शराब का सेवन करते हों तो बन्द कर दें। हरी शाक सब्जी, छिलके वाली मूंग की दाल और ताजी चपाती का सेवन करें। भोजन के अन्त में एक टुकड़ा गुड़ या एक केला खाया करें। घूंट-घूंट करके, भोजन करते हुए एक गिलास छाछ पी सकें तो अवश्य पिया करें। छाछ में पिसा हुआ जीरा व नमक डाल लिया करें।
- रात को सोते समय 1 चम्मच इसबगोल की भूसी और 1-2 चम्मच शक्कर थोड़े पानी में गला कर खाया करें। यह प्रयोग एक माह तक करें या ज्यादा दिन भी कर सकते हैं।
- मुलहठी लाकर खूब बारीक पीसकर छान लें। 1 चम्मच चूर्ण पर्याप्त शुद्ध घी में मिला कर चाट लें और ऊपर से मिश्री मिला दूध घूंट-घूंट करके पी लें। यह प्रयोग आप या तो सुबह लस्सी पीने के बाद और भोजन से दो घण्टे पहले कर सकते हैं या शाम के भोजन के दो घण्टे बाद और सोने तथा इसबगोल लेने से एक घण्टे पहले कर सकते हैं। यह प्रयोग दो माह तक करें।
- रात को सोने से पहले ठण्डे पानी से हाथ-पैर धोएं। दंत मंजन करके मुंह साफ कर लें और सोने से पहले मलमूत्र आदि का विसर्जन अवश्य कर लें। स्नान करते समय एवं शौचादि से निवृत्त होते समय प्रतिदिन अपने शिश्न को पानी से धोकर साफ किया करें। शाम को 7 बजे के बाद गर्म चाय या बहुत गर्म दूध का सेवन न करें।

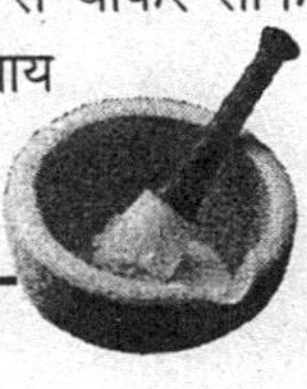

- इतना सब करते हुए भी यदि सुबह-शाम दोनों वक्त शौच साफ न आये तो रात को इसबगोल का प्रयोग 4-5 दिन बन्द रखकर इसके स्थान पर छोटी हरड़ का पिसा हुआ चूर्ण 1-2 चम्मच या इतनी मात्रा में कि जिससे एक बंधा हुआ दस्त हो जाए और पेट साफ हो जाए, सेवन करें। इसके बाद यह प्रयोग बन्द करके इसबगोल पुनः शुरू कर दें।

उक्त उपाय नियमित रूप से करने एवं कामुक चिन्तन-मनन का त्याग रखने से स्वप्नदोष होना बन्द हो जायेगा।

एक बात का ख्याल जरूर रखना चाहिए कि स्वप्नदोष होता हो तो इसकी चिंता नहीं करनी चाहिए, परन्तु इसका चिन्तन नहीं करते रहना चाहिए और न अफसोस ही करना चाहिए। ऐसा करने से स्वप्नदोष का विचार और स्मरण दिमाग में बना रहता है और यह भी स्वप्नदोष होते रहने का कारण बन जाता है।

कुछ अन्य कारगर नुस्खे

इस बीमारी में सोते समय स्वप्न में कामोत्तेजक दृश्य दिखाई देते हैं, जिसके फलस्वरूप अनजाने में ही वीर्य स्खलित हो जाता है। अधिकतर नौजवानों को यह शिकायत हो जाया करती है। यदि यह महीने में एक आध बार हो तो घबराने की कोई बात नहीं है किन्तु यदि यह हरकत महीने में पांच-सात बार हो तो इसे रोग समझकर उपचार करना चाहिए। गर्म वस्तुएं तेज मसाले आदि का प्रयोग बिल्कुल न करें और संयमित रहने की कोशिश करें। इस रोग में निम्न उपचार भी हितकर सिद्ध होते हैं—

- तुख्मकाहू, तुख्मकासनी, धनिया, अजवायन खुरासानी, तुख्मखीरा, नीलोफर, भूसी इसबगोल, कूंजा मिश्री बराबर वजन लेकर बारीक करके 6-6 ग्राम सुबह-शाम ताजे पानी से 30 दिन खायें। इससे रोजाना होने वाला स्वप्नदोष रुक जाता है। गुड़, चावल, खटाई, अंडा, शराब और दूध दवा खाने तक न पियें।
- तुलसी के बीज 4-4 ग्राम पानी से कुछ समय शाम को खाएं।
- बीज बन्द 3 ग्राम पानी से खाने से स्वप्नदोष रुक जाता है।
- सालम मिश्री, मूसली सफेद, संदल सफेद, इलायची छोटी, जीरा सफेद, सतावर, भूसी इसबगोल सब—10-10 ग्राम लेकर बारीक

कूटकर छान लें और 6-6 ग्राम सुबह-शाम को दूध के साथ सेवन करें। धातु के लिए कूंजा मिश्री 40 ग्राम मिलायें।

- इमली के बीज 125 ग्राम, 400 ग्राम दूध में भिगोकर रखें। दो दिन बाद छिलका उतार करके साफ करके पीस लें। 6-6 ग्राम सुबह-शाम पानी के साथ इस्तेमाल करें। यह नुस्खा धातु रोग को ठीक करता है।
- मुलहठी का चूर्ण 3 ग्राम, शहद के साथ चाटने से स्वप्नदोष रोग ठीक हो जाता है।
- आधा रत्ती से दो रत्ती की मात्रा में मोती की भस्म, शरबत गुलाब या शरबत खस में मिलाकर चाटने से भीतरी गर्मी शान्त होकर स्वप्न दोष दूर होता है।
- बबूल (कीकर) की पत्ती, फूल, फल व छाल समभाग लेकर सबको कूट-छानकर चूर्ण बना लें। बराबर की मिश्री मिलाकर 6 ग्राम की मात्रा में सुबह-शाम पानी के साथ लें।
- जामुन की गुठली का चूर्ण 4 ग्राम की मात्रा में सुबह-शाम पानी के साथ लें।
- आंवले का मुरब्बा पानी से धोकर एक नग प्रतिदिन चबा-चबाकर खायें या 60 ग्राम पानी एक गिलास में लेकर उसमें 20 ग्राम पिसा हुआ सूखा आंवला बारह घंटे तक भीगने दें। फिर छानकर एक ग्राम के अन्दाज से पिसी हल्दी डालकर पियें।

स्वप्नदोष एक मानसिक बीमारी है। अतः मन पवित्र रखें। शीतल जल से स्नान करें। रात्रि को गर्म दूध न पीएं तथा रात को सोने से पहले अपने पांव ठंडे जल से अच्छी तरह धो लें। इससे अच्छी नींद आती है तथा स्वप्नदोष भी नहीं होता।

विशेष बात—स्वप्नदोष की बीमारी जड़ से तो शादी के बाद खत्म होती है। महीने में दो-तीन बार की तो चिन्ता मत कीजिए। इससे ज्यादा होने लगे तो इलाज आवश्यक रूप से करवाना चाहिए।

बीमारी को रोकने के उपाय

- कब्ज न होने दें, गुलकन्द का या हरड़ का मुरब्बा रात को खाइए।

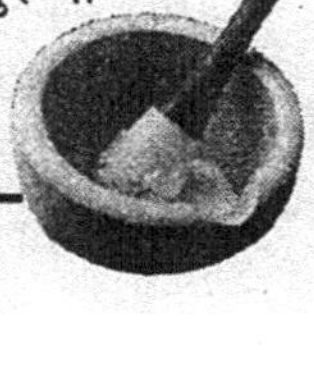

- रात को दूध न पियें।
- रात को सोते समय हाथ-पैरों को ठण्डे पानी से धोना चाहिए।
- गुप्त अंग के बालों को न बढ़ने दिया जाए।
- करवट से सोने की आदत डालें।
- रात्रि को खाना कम खाएं। और देर से सोने की आदत डालें।
- गुड़, गन्ना, चावल और खटाई, गर्म मसाले, पकवान, अंडे और शराब से परहेज करें।
- सुबह सवेरे नंगे पैर हरी घास पर घूमना चाहिए।
- शौच जाने से पहले रात का बासी पानी जो तांबे के बर्तन में हो रोजाना एक गिलास पीना चाहिए।
- खाना खाने के बाद पेशाब जरूर करना चाहिए।
- गन्दी फिल्में व किस्से कहानियां न पढ़ें और नंगी तस्वीरों को न देखिए।
- बुरे दोस्तों से बचना चाहिए और अगर कोई गन्दी आदत है तो आज से ही छोड़ने की कसम खाइये।
- गुप्त अंग की खाल को पीछे हटाकर रोजाना साफ करें।
- लंगोटी कभी न बांधें, अगर बीमारी थोड़े समय ही है तो तुखमेरीहा 4-4 ग्राम सुबह-शाम पानी से एक हफ्ता खाने से शिकायत रुक जाती है। अगर आप इन लिखी हुई बातों पर अमल करेंगे तो आपकी सेहत ठीक हो सकती है।

शीघ्रपतन

विवेक और धैर्य से काम न लेकर अज्ञानता एवं उतावलेपन से काम लेने वाले पुरुष इस शीघ्रपतन नामक रोग (Premature ejaculation) से ग्रस्त रहते हैं। कुछ हितकारी नुस्खों का विवरण यहां प्रस्तुत कर रहे हैं।

- जिनकी पाचन शक्ति बहुत अच्छी हो वे धुली हुई उड़द की दाल और पुराने चावल की खिचड़ी बना कर इसमें शुद्ध देशी घी डालकर प्रतिदिन शाम को भोजन की जगह कम-से-कम 40 दिन खाएं। इसका प्रत्येक कौर तब तक चबाते रहें जब तक यह खुद ही हलक में उतर कर पेट में चली न जाए, इसे निगलना न पड़े। इसके साथ घूंट-घूंटकर मीठा दूध पीते रहे या खाने

के बाद पी लें। इसकी मात्रा शुरू में अपनी पाचन शक्ति से थोड़ी कम रखें, फिर प्रतिदिन थोड़ी-थोड़ी मात्रा बढ़ाते जाएं। अच्छी तरह चबायेंगे तो ठीक से हजम हो जाएगी। अनेक लोग खिचड़ी, दलिया, दाल-चावल या चावल की खीर जैसे व्यंजनों को पूरी तरह चबाते ही नहीं हैं। दो-चार बार मुंह चलाया और गड़प कर जाते हैं। पूछो तो कहते हैं कि अब इसे भी क्या चबाना? लेकिन चबाना जरूरी होता है। इसलिए नहीं कि इसे चबाकर बारीक करना है, बल्कि इसलिए कि हमारे मुंह से निकलने वाला लालारस (लार) पर्याप्त मात्रा में इसमें मिल सके, जो पाचन में बहुत सहायक होता है।

- यह प्रयोग सभी के लिए सामान्य रूप से उपयोगी है। इसे विवाहित और अविवाहित युवक सेवन कर सकते हैं क्योंकि यह उत्तेजना नहीं बल्कि पुष्टि प्रदान करने वाला उपाय है। कमजोर पाचन शक्ति वाले भी इसका सेवन कर सकते हैं। प्रयोग इस प्रकार है— प्रातः सूर्योदय से पहले वायुसेवन के लिए निकल जाएं और साथ में दो-तीन बताशे ले जाएं। जहां बड़ का पेड़ हो वहां पहुंच जाएं। बड़ को वटवृक्ष या बरगद भी कहते हैं। इसकी शाखाएं नीचे की तरफ लटक कर जमीन तक पहुंच जाती हैं और तने का रूप ले लेती हैं। इस तरह यह वृक्ष कई तनों वाला हो जाता है।

  बड़ का एक पत्ता तोड़ें। इसके डण्ठल से दूध टपकेगा। इस दूध को बताशे पर टपका लें। एक बताशे में 5-7 बूंद टपकाना काफी है। इस बताशे को खाकर दूसरे बताशे में दूध टपकाएं। इस प्रकार 2-3 बताशे से शुरू करें और 7-8 बताशे तक बढ़ा लें। यह दूध बहुत शक्तिवर्द्धक और शरीर एवं धातुओं को पुष्टि प्रदान करने वाला होता है। इस दूध को एक तोले से तीन तोले तक प्रयोग किया जा सकता है। इतनी मात्रा में प्रयोग करने के लिए बताशों का प्रयोग करना जरूरी नहीं। इसे एक कटोरी में इकट्ठा करके पी लें और ऊपर से मुंह साफ करने के लिए 2-3 बताशे खा लें। यह बहुत उत्तम और गुणकारी उपाय है जो मुफ्त में ही उपलब्ध हो जाता है। कम-से-कम दो माह तक सेवन करें।
- जिनकी पाचन शक्ति ठीक न हो, कब्ज रहता हो और भूख ठीक न लगती हो वे उचित और हल्का

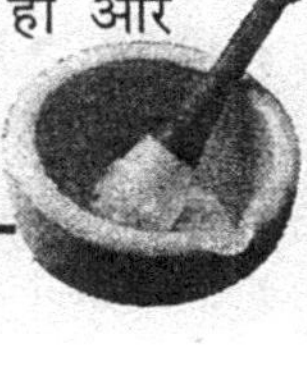

आहार लेकर पहले पाचन क्रिया ठीक करें। रात को 5-7 दिन तक छोटी हरड़ का चूर्ण ठण्डे पानी के साथ उचित मात्रा में फांक कर पेट साफ कर लें। चूर्ण की जितनी मात्रा में सुबह एक बंधा हुआ और साफ दस्त हो जाए उतनी मात्रा में चूर्ण लेना चाहिए। मात्रा ज्यादा होगी तो दस्त पतला हो जाएगा। भोजन के बाद सुबह-शाम झण्डू पंचारिष्ट 2-2 चम्मच आधा कप पानी में डालकर पिया करें। पेट साफ करके निम्नलिखित उपाय करें—बाजार से कौंच के बीज 100 ग्राम लाकर एक लिटर दूध में उबालें। जब दूध गाढ़ा हो जाए तो उतार कर इसके छिलके हटाकर बीज ले लें और दूध को नष्ट कर दें क्योंकि यह दूध विषाक्त हो जाता है। बीजों के छिलके हटा कर सिर्फ मींगी (अन्दर का छिलका रहित बीज) लेकर सिल पर महीन पीस कर पीठी बना लें इससे दूने वजन में मैदा लेकर गूंध कर दोनों को अच्छी तरह मिला लें। अब जामुन के आकार के गोले बनाकर शुद्ध घी में तल लें और शक्कर की चाशनी में लपेट कर एक पात्र में रखकर ऊपर से शुद्ध शहद इतनी मात्रा में भरें कि सब गोले शहद में डूबे रहें। यह एक-एक सुबह-शाम जब खाली पेट रहे तब खूब चबा-चबाकर खाएं और ऊपर से एक गिलास मीठा दूध पिएं। इसके एक घण्टे बाद भोजन करना चाहिए। जब ये गोले खत्म हो जाएं तो आवश्यकता के अनुसार दोबारा बना लें और शीतकाल भर सेवन करें।

यह प्रयोग नवविवाहित एवं प्रौढ़ पुरुषों के लिए इतना अधिक गुणकारी और पौरुषबलवर्द्धक है कि लिख नहीं सकते। अच्छी पाचन शक्ति रखते हुए इस नुस्खे को, जब तक अच्छी ठण्ड रहे तब तक नियमित रूप से सेवन करने से शरीर के बल और धातुओं में वृद्धि होती है और शरीर को इतनी बलपुष्टि प्राप्त हो जाती है कि वह आगामी शीतकाल तक सशक्त व समर्थ बना रह सके।

वाजीकारक नुस्खे

जब तक तेज गर्मी शुरू न हो तब तक शारीरिक दौर्बल्य और यौनशक्ति की कमी को दूर करने के लिए पौष्टिक एवं वाजीकारक पदार्थों एवं नुस्खों का सेवन, अपनी पाचन शक्ति के अनुकूल

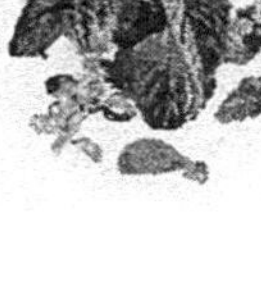

मात्रा में किया जा सकता है। अविवाहितों, विधुरों एवं वृद्धों को पौष्टिक एवं विवाहितों को पौष्टिक के साथ-साथ वाजीकारक पदार्थों एवं निम्न किसी भी एक नुस्खे का सेवन करना चाहिए।

चिकित्सा

सोंठ, पीपल, काली मिर्च, हरड़, बहेड़ा, आंवला, दालचीली, शीतलचीनी, तेजपात, चन्दन, सिंघाड़े का आटा, कलौंजी और अजवायन—सब 50-50 ग्राम, जावित्री लौंग और बंग भस्म—सब 25-25 ग्राम। सभी द्रव्यों को कूट-पीसकर महीन चूर्ण कर लें। यह चूर्ण 1-1 चम्मच सुबह-शाम दूध के साथ सेवन करें। यह उत्तम वाजीकारक योग है और सब प्रकार की यौन व्याधियों को नष्ट करता है।

असगन्ध, सोंठ, हरड़, तेजपात, इलायची, काली मिर्च—सब 100-100 ग्राम, लौंग 50 ग्राम, केसर 5 ग्राम और बंग भस्म 10 ग्राम। सबको कूट-पीसकर मिला लें। इस चूर्ण को आधा-आधा चम्मच मिश्री मिले दूध के साथ सुबह-शाम सेवन करने से धातु पुष्ट होती है और यौन दौर्बल्य नष्ट होता है। उत्तम वाजीकारक योग है।

सिंघाड़े और शकरकन्द का आटा बराबर-बराबर लें और इसके वजन का दस प्रतिशत भाग असगन्ध चूर्ण मिला लें। हलवा बनाने की विधि से घी में भून कर स्वाद के अनुसार मात्रा में शक्कर (चीनी) मिलाकर इसका हलवा बनाएं। प्रतिदिन प्रातः रुचि और पाचन शक्ति के अनुकूल मात्रा में नाश्ते के रूप में खूब चबा-चबाकर खाएं। ऊपर से दूध या चाय पी लें। इसके बाद दो घण्टे तक कुछ न खाएं। यह पौष्टिक नुस्खा अविवाहितों, विधुर और वृद्ध पुरुषों के लिए उत्तम गुणकारी है।

पथ्य-अपथ्य—पाचन शक्ति अच्छी रखें। पेट और दिमाग साफ रखें। कामुक चिन्तन और चिन्ता-शोक न करें। खटाई और तेज मिर्च-मसालेदार पदार्थों का सेवन न करें।

स्तम्भनकारक आहार-विहार

आवश्यक आहार

पाचन शक्ति ठीक रखकर शीतकाल में पौष्टिक आहार का यथाशक्ति सेवन करना चाहिए। बादाम घिसकर दूध में मिलाकर सोते समय पीना, केसर मिश्री मिला दूध, मलाई, मक्खन, चावल की

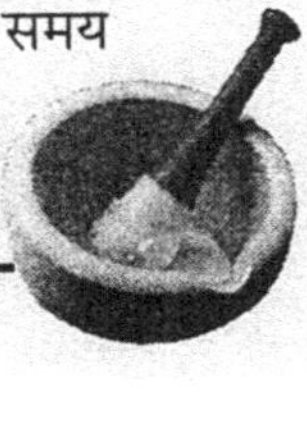

खीर, उड़द की खीर, उड़द की पकी दाल, दालचीनी, इलायची, जावित्री, काली मिर्च, आंवला, प्याज का रस व शहद, प्याज का रस व घी, शुद्ध घी की जलेबी और दूध, मूंग का हलवा, मेवे, केला, नारियल, गाजर, टमाटर, पालक, सेब, गुड़ और चना, मीठा अनार, नाशपाती, सिंघाड़ा, फालसा, चिरौंजी, किशमिश आदि पदार्थों को दैनिक आहार में सेवन करते रहना चाहिए।

आवश्यक विहार

खूब गहरी नींद सोना, प्रसन्नचित्त रहना, संगीत सुनना, इत्र लगाना, फूल-माला धारण करना, कमरे में सुगन्धित अगरबत्ती जलाना, शाम को जल्दी और हल्का सुपाच्य भोजन करना, संयम से रहना, विचार शुद्ध रखना, खटाई न खाना, क्रोध चिन्ता, शोक और भय से दूर रहना, कमरा साफ स्वच्छ और सजा हुआ रखना, शैय्या सुखद और अच्छी होना, विश्राम किया हुआ शरीर होना आदि।

शीघ्रपतन

सहवास के समय पुरुष वीर्य के शीघ्र निकल जाने को शीघ्रपतन कहते हैं।

- इमली के बीजों को पानी में भिगोकर छिलका उतार लें और फिर छाया में सुखा लें। इमली की गिरी को कूट-छानकर चूर्ण बना लें और उसमें समान भाग मिश्री मिलाकर चौथाई चम्मच सुबह-शाम दो बार दूध के साथ फंकी लें। पचास दिन के सेवन से वीर्य गाढ़ा होगा और शीघ्रपतन दूर होगा।
- असली वंश लोचन और सत्व गिलोय बराबर मात्रा में लेकर, कूट-छानकर कपड़छन कर लें। प्रतिदिन 2 ग्राम की मात्रा में शहद के साथ लें।
- इमली के बीजों की गिरी को कूट-छानकर कपड़छन कर लें तथा दुगनी मात्रा में पुराना गुड़ मिलाकर पीसकर एकसार कर लें। फिर चने के बराबर की गोलियां बना लें। सहवास से 2 घंटे पहले दो गोली खा लें। वीर्य स्खलित न होने पर नींबू का रस पियें।
- तुलसी के बीज अथवा जड़ के चूर्ण को 2 ग्राम की मात्रा में पान में रखकर खाने से शीघ्रपतन दूर होता है। दूर तक रुकावट होती है।
- जायफल चूर्ण 3 रत्ती पुरुष अपने मूत्रेन्द्रिय पर रखकर सहवास करें। स्त्री शीघ्र स्खलित हो जाएगी।

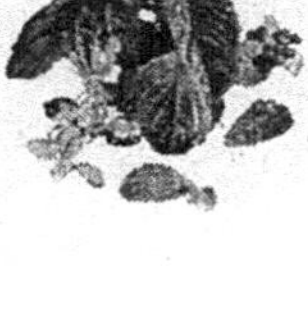

नपुंसकता

हस्तमैथुन, अप्राकृतिक मैथुन, अति मैथुन तथा गलत आहार-विहार के कारण नपुंसकता आती है। इसमें मूत्रेन्द्रिय शिथिल हो जाती है, जिस कारण मैथुन की इच्छा कम या कभी-कभी नष्ट हो जाती है। शिश्न छोटा, पतला, टेढ़ा तथा निस्तेज हो जाता है। स्तम्भन शक्ति का अभाव हो जाता है। कामेच्छा की कमी अथवा उसके नष्ट हो जाने को ही नपुंसकता कहते हैं। इस रोग में निम्न उपचार हितकर होते हैं।

- सूखा आंवला लेकर गुठली अलग कर उसे कूट-छानकर रखें। फिर हरे आंवले का रस निकालकर इस रस में आंवले के चूर्ण को डुबो दें और सूखने दें। इस प्रकार सात बार आंवले को आंवले के रस से भावना दें। फिर इस तैयार आंवला चूर्ण में से 15 ग्राम चूर्ण लेकर, उसमें 8 ग्राम घी तथा 15 ग्राम शहद मिलाकर चाटें। ऊपर से पाव भर दूध पियें। इसके प्रयोग से धातुरोग दूर होकर बल, वीर्य की वृद्धि होती है।
- सनाय का चूर्ण एक ग्राम गाय के घी में मिलाकर सुबह-शाम खाने से नपुंसकता दूर होती है।
- बेलपत्र का रस और शहद मिलाकर लिंग पर लगाने से लिंग पुष्ट और बलवान होता है।
- प्याज का रस 6 ग्राम, अदरक का रस 6 ग्राम, शहद 6 ग्राम एवं घी 3 ग्राम चारों को मिलाकर निरंतर 30 दिन तक प्रयोग करने से नामर्द भी मर्द बन जाता है अथवा प्याज का रस और शहद समभाग मिलाकर पियें।
- सूखे सिंघाड़े की गिरी एवं मखानों की ठुर्री दोनों को समभाग लेकर कूट-छानकर रख लें। 6 ग्राम की मात्रा में लेकर और बराबर की मात्रा में मिश्री मिलाकर 250 ग्राम धारोष्ण दूध के साथ फंकी करें। इससे धातु वृद्धि एवं गाढ़ी होती है। निरंतर 10-15 दिन तक प्रयोग करते रहने से नपुंसकता दूर होती है।
- वंशलोचन तथा सत्व गिलोय समान मात्रा में लेकर कूट लें और कपड़छन कर रख लें। प्रतिदिन 2 ग्राम की मात्रा में शहद के साथ लें। वीर्य गाढ़ा होता है और स्वतः स्खलित नहीं होता है।

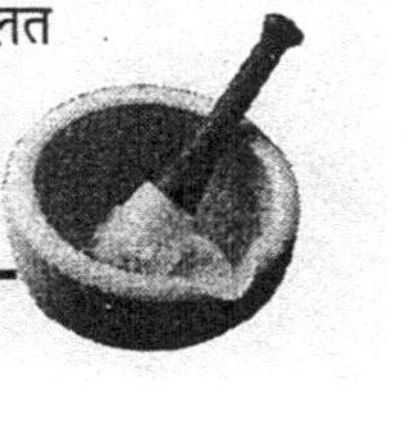

- कौंच के छिले बीजों का चूर्ण 6 ग्राम, तालमखाने के बीजों का चूर्ण 6 ग्राम तथा मिश्री 12 ग्राम इन तीनों को मिलाकर रख लें। 6 ग्राम की मात्रा में लेकर धारोष्ण (तुरंत काढ़ा हुआ) गाय के दूध के साथ पियें।

इन्द्री वृद्धि का लेप : कामनी तेल

- रेगमाही, लौंग, जायफल, जावित्री, हींग, कुचला, मालकांगनी, खरातीन, पिस्ता, अक़रकरा, सफेद मिर्च, घुंघली, जौंक 6-6 ग्राम बारीक करके 250 ग्राम तिल के तेल में डालकर आग पर पकायें। जब दवाएं जल जायें तो ठंडा होने पर छानकर शीशी में भर लें।
- 100 ग्राम चमेली के तेल में 50 लौंग डालकर खूब पका लें। ठंडा होने पर इन्द्रि पर लेप करें।

तरीका—4 बूंद तेल रोजाना रात को इन्द्री के आगे व नीचे का हिस्सा छोड़कर बाकी सारी इन्द्री पर दो मिनट मालिश करके पान या अरण्ड का पत्ता गर्म करके बांधें। रात को जोश आने पर आंख खुल जाने पर पत्ता खोलकर फेंक दें। 20 दिन बाद नसों की कमजोरी दूर होकर पूरी शक्ति आएगी।

विशेष—इस तेल की शीशी व अन्य धातु व बलवर्द्धक नुस्खों को हमारे प्रतिष्ठान से मंगा सकते हैं। तीन से चार माह में हर प्रकार की मर्दाना कमजोरी दूर करने की गारंटी है।

दूध-बादाम पर तो सभी खर्च करते हैं। इस बार हमारे पौष्टिक नुस्खों पर खर्च करके देखिए और सदा के लिए मर्दाना ताकत व सैक्स पावर से परिपूर्ण हो जाइए।

डॉ. राजीव शर्मा
आरोग्य ज्योति (R)
320-322, टीचर्स कॉलोनी
बुलन्दशहर-203001 (U.P)
दूरभाष :-(05732)-21793, 25398

बल-वीर्य-वर्द्धक योग

- सालव मिश्री पंजे वाली, मूसली सफेद एवं सतावर तीनों को बराबर मात्रा में लेकर कूट-पीसकर बारीक छान लें। 400 ग्राम दूध लेकर आग पर उबालें और उसमें उपरोक्त दवा में से 10 ग्राम दवा लेकर दूध में डालकर चम्मच से चलायें। गाढ़ा होने पर थोड़ी-सी खांड मिलाकर खायें। इस प्रकार सुबह-शाम 20-25 दिन प्रयोग करने से सुस्ती, कमजोरी दूर कर शक्ति को बढ़ाता है।
- विदारी कंद, सफेद मूसली, सालमपंजा, असगंध, गोखरू एवं अकरकरा सब समान मात्रा में लें और कूट-पीस कर कपड़छन कर शीशी में रख लें। 3-3 ग्राम की मात्रा में चूर्ण सुबह-शाम भोजन से 3 घंटे पूर्व गाय के गर्म दूध के साथ लें। बहुत बलवर्द्धक योग है। (यह चूर्ण विर्दयादि चूर्ण के नाम से बाजार में भी मिल जाता है।)
- चार नग छिले बादाम लेकर उन्हें पत्थर पर घिसकर एक कटोरी में कर लें और उसमें अंदाज से 1 ग्राम मिश्री व एक ग्राम शहद मिलाकर चाट लें। प्रातः-सायं दोनों समय लेने से बल-वीर्य में वृद्धि होती है।
- तरबूज के बीज की गिरी 6 ग्राम को 6 ग्राम मिश्री के साथ मिलाकर-पीसकर खाने से सम्भोग शक्ति बढ़ती है।
- उड़द की दाल (धुली) 30 ग्राम सिल पर महीन पीसकर 12 ग्राम घी तथा 6 ग्राम शहद मिलाकर चाटें। ऊपर से मिश्री मिला दूध पीएं (जिन्हें कब्ज की शिकायत हो, वे इसका प्रयोग न करें।)
- असगंध नागौरी 250 ग्राम, काला तिल 250 ग्राम को कूट-छानकर, आधा किलो देसी खांड की चाशनी बनाकर उसमें मिलाकर 10-10 ग्राम के लड्डू बना लें। एक लड्डू सुबह-शाम रोजाना गाय के दूध के साथ खायें। 40 दिन के निरंतर प्रयोग से बल वीर्य की वृद्धि होती है और शरीर स्वस्थ एवं कांतिवान होता है।
- पीपल के पेड़ की छाल, फल, कोमल पत्ती 12-12 ग्राम लेकर अधकचरा कूट लें और गाय के दूध में भिगो दें। गर्म कर खूब पकाएं, गाढ़ा होने पर छान लें

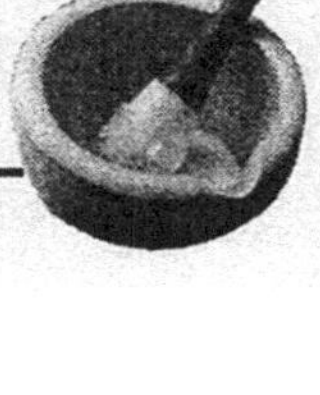

और 25 ग्राम शहद मिलाकर पियें। तीन-चार माह तक पियें। बहुत शक्तिदायक है।

- सिंघाड़े का हलवा देसी घी में बनाकर 50 ग्राम रोज, सर्दियों में खाएं। वीर्य गाढ़ा होगा, मर्दाना ताकत बढ़ेगी।
- भांग (शुद्ध की हुई), कौंच के बीज, गोरखमुंडी, शतावर, सौंठ, विदारीकंद एवं नेगठ बीज, यह सब औषधि 25-25 ग्राम और 250 ग्राम मिश्री। इन सबको कूट-छानकर कपड़छन कर लें तथा इसी में मिश्री को भी पीसकर मिला दें और कांच की शीशी में भरकर रख लें। 6 ग्राम (एक चम्मच) चूर्ण लेकर इसे घी में मिलाकर चाट लें। ऊपर से एक गिलास मीठा दूध गुनगुना पियें। यह बल, वीर्य और स्तम्भन शक्ति को बढ़ाता है।
- कौंच के बीज, सांठी के चावल और मुलहठी समान भाग लेकर चूर्ण तैयार करें। थोड़ा घी और शहद मिलाकर चाटें (घी, शहद की मात्रा समान न हो) मात्रा 6 ग्राम।
- मुलहठी का चूर्ण 10 ग्राम, घी 3 ग्राम, शहद 6 ग्राम, इन्हें मिलाकर चाटने तथा पीछे 250 ग्राम मीठा गुनगुना दूध पीने से मनुष्य में रुकावट आती है।

धातु रोग

सामग्री—असगंध नागौरी, सौंठ, चीनी समभाग।

विधि—दोनों दवा कूट कर कपड़े से छानकर लें और दवा के बराबर घी कड़ाही में डालकर भूनें और घी से दुगनी चीनी डालकर पका लें। पानी जल जाने पर उतारकर ठंडा कर एक-एक तोले के लड्डू बना लें।

व्यवहार—एक लड्डू सुबह-शाम गाय के दूध के साथ खायें।

गुण—इसके व्यवहार से कमर व हाथ-पैर का दर्द व धातु की कमी ठीक हो पर्याप्त बल-वीर्य में वृद्धि होती है।

वीर्य स्तम्भक योग

अकरकरा, कबाब चीनी, जायफल, बीजवन्द व अफीम समान भाग।

विधि—चारों दवा कूटकर कपड़े से छान लें और अफीम पकाकर किमाम कर लें और दवा के साथ घोटकर 1 ग्राम की गोली बना लें।

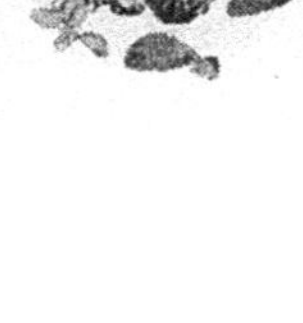

व्यवहार—इसे आधा घंटा पहले संभोग के समय पान में रख एक गोली खायें।

गुण—जब तक खटाई न खायेंगे वीर्य स्तम्भन न होगा।

मर्दाना ताकत के लिए फंकी पुष्टावर

सालव मिश्री पंजे वाली, मूसली सफेद, मूसली काली, सतावर, सालबगट्‌ठा, बाहमन सुर्ख, बाहमन सफेद, शकाकल मिश्री, दाल चीनी, तबाशीर, मस्तगी रूमी, कमरकस, तालमखाना, अकरकरा, खुलंजा, गोंद, कीकर, सिंघाड़े, बीजबंद, असगंध, वदीरीकंद, छोटी इलायची सब 25 ग्राम तरूमेरिहा, अजवायन खुरासानी 10-10 ग्राम, कूंजा मिश्री 300 ग्राम सबको बारीक करके 6-6 ग्राम सुबह-शाम दूध से लें। अचार, गन्ना, चावल ना खाएं।

ताकत की खीर

सालब मिश्री पंजेवाली 3 ग्राम, मूसली सफेद 3 ग्राम, सतावर 3 ग्राम सबको पीसकर बारीक छान लें।

विधि—400 ग्राम दूध आग पर उबालें और उसमें 9 ग्राम दवाई डालकर चम्मच से चलाएं। जब दूध गाढ़ा हो जाए तो थोड़ी-सी खांड मिलाकर सुबह व रात्रि को सोते समय 20 दिन तक खाएं। परहेज खटाई का है। यह केवल एक खुराक है।

फायदे—कमर दर्द, सुस्ती, कमजोरी को दूर करके ताकत को बढ़ाता है। एक बार अवश्य आजमाएं।

ताकत के लड्डू

गेहूं का आटा एक किलो, देसी घी एक किलो, मावा आधा किलो, चीनी डेढ़ किलो, कीकर का गोंद बढ़िया 150 ग्राम, सालब मिश्री पंजेवाली, मूसली सफेद, पिस्ता, बादाम, चिलगोजा प्रत्येक 100-100 ग्राम, केसर बढ़िया 3 ग्राम (केशर और मेवा को छोड़कर सब दवाओं को कूट छानकर बारीक कर लें।)

विधि—पहले आटे को घी में भून लें। उसके बाद उसमें भुना मावा मिलाकर आग पर से उतार लें और बाकी सब दवाएं जो तैयार पड़ी हैं उनको डालकर थोड़ा-थोड़ा हिलाते जायें। मेवा को छील काटकर मिला लें। एक प्याला दूध लेकर केसर को उसमें

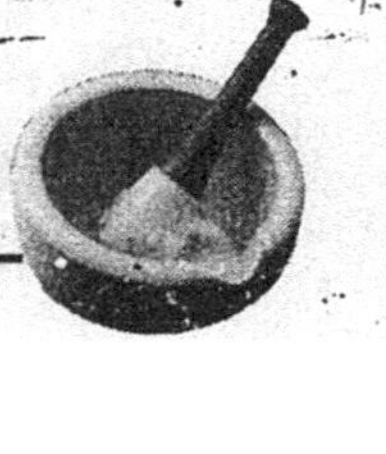

भिगोकर घिसें जिससे सब घुल जाये और दाना ना रहे। घोल तैयार होने पर उसे डाल दें अब चीनी डालकर मिला दें। हल्के-हल्के चलाकर चीनी मिला दें। अब अन्दाज से 60-60 ग्राम के लड्डू बना लें। एक-एक लड्डू सुबह-शाम दूध के साथ लें। (यह प्रयोग सर्दी के मौसम में ही प्रयोग करें। यदि पेट में कब्ज की शिकायत हो तो पहले कब्ज दूर करें।)

पुरुषों के लिए शक्तिवर्द्धक नुस्खे

- बबूल का पेड़ सब जगह पाया जाता है। इसकी फलियां, पत्तियां और इसी का गोंद—तीनों को सुखा कर अलग-अलग कूट-पीस लें ओर बराबर वजन में लेकर मिलाकर शीशी में भर लें। 1-1 चम्मच (लगभग 5 ग्राम) चूर्ण सुबह-शाम मिश्री मिले एक गिलास दूध के साथ नियमित रूप से दो माह तक सेवन करने से शरीर पुष्ट और बलवान बनता है, वीर्य शुद्ध तथा गाढ़ा होता है, स्वप्नदोष और शीघ्रपतन रोग दूर होते हैं।
- असगन्ध नागौरी और विधारा—दोनों को अलग-अलग कूट-पीसकर महीन चूर्ण कर लें और बराबर मात्रा में मिला लें। इस चूर्ण को 1-1 चम्मच सुबह-शाम मिश्री मिले एक गिलास दूध के साथ दो माह तक सेवन करने से शरीर में खूब बलवीर्य बढ़ता है, यौन-शक्ति बढ़ती है और सब प्रकार की कमजोरी दूर होती है। विद्यार्थियों के लिए भी यह नुस्खा उपयोगी है।
- जिनके घर में गाय हो और उसने पहली बार ही बछड़ा जना हो और बछड़ा 2-3 माह का हो चुका हो तो ऐसी गाय को चारा बांट में रोजाना 200 ग्राम उड़द का आटा मिलाकर खिलाना चाहिए। इस गाय का एक गिलास दूध खूब औटा कर मिश्री मिलाकर प्रतिदिन, सोने से पहले, पीना चाहिए। यह दूध बेहद शक्तिवर्द्धक, पौष्टिक और यौन-शक्ति बढ़ाने वाला होता है।
- 2 चम्मच उड़द रोज रात्री को पानी में भिगो दें। सुबह इसको छिलके हटाकर, पीस लें और थोड़े घी में अच्छा सेंककर 2 कप दूध में डाल कर खूब उबालें। इस तरह खीर बनाकर सुबह दो माह तक सेवन करें। इसमें शक्कर मिलाना जरूरी नहीं इसलिए मधुमेह के रोगी भी इस नुस्खे का सेवन कर सकते हैं। जो शक्कर मिलाना चाहें वे मिला सकते हैं। यह नुस्खा बेहद ताकतवर

है और सब तरह की कमजोरी तथा यौन-विकार दूर करने वाला है।

- शतावर और मुलहठी—इनका महीन चूर्ण बराबर मात्रा में मिला लें। एक चम्मच चूर्ण शहद में मिलाकर चाट लें और ऊपर से मिश्री मिला ठण्डा किया 1 गिलास दूध पी लें। यह प्रयोग शिशु को दूध पिलाने वाली माता, कमजोर शरीर की महिला, मूत्रविकार और सोम-रोग से ग्रस्त महिला के लिए बहुत गुणकारी है। इस प्रयोग को लगातार सेवन करने से शरीर स्वस्थ, पुष्ट तथा सुडौल बनाता है। इस प्रयोग को कोई भी दुबली-पतली व कमजोर स्त्री कर सकती है और अपने शरीर को पुष्ट बना सकती है।

स्त्रियों के लिए घरेलू नुस्खे

स्त्रियों के शरीर, स्वास्थ्य और सौन्दर्य का यदि कोई शत्रु रोग है तो वह प्रदर, फिर वह भले ही किसी भी प्रकार का हो। इसमें भी रक्त प्रदर तो परम शत्रु रोग है। ईश्वर ने स्त्री शरीर की रचना कुछ इस प्रकार से की है कि यदि कोई रोग, चिन्ता या शोक स्त्री को न हो तो उसका शरीर स्वाभाविक रूप से स्वस्थ, सशक्त और सुडौल बना रहता है। उसे पुरुष की तरह पौष्टिक और बलवर्द्धक नुस्खे का सेवन करने की जरूरत ही नहीं पड़ती। प्रदर, जिसे ग्रामीण भाषा में 'पगर' कहते हैं। ऐसा रोग है जो स्त्री के शरीर को निचोड़ कर रख देता है। ग्रामीण महिलाओं के लिए, उपयोग में सरल और प्रभाव करने में अत्यन्त गुणकारी, कुछ प्रदर-रोग नाशक परीक्षितत नुस्खे यहां प्रस्तुत किये जा रहे हैं।

- केले के पेड़ सभी जगह होते हैं। अतः इसके पत्ते भी मिल सकते हैं। एक पत्ता साफ पानी से धोकर साफ कर लें और टुकड़े करके मोटा-मोटा पीसकर दूध में डालकर खूब उबालें जैसे खीर पकाते हैं। यह खीर 3-4 दिन खाने से प्रदर रोग में लाभ होता है।
- कथीरिया गोंद बाजार से ले आएं और 10 ग्राम गोंद रात को 1 कप पानी में भिगो कर रख दें। सवेरे इसमें 10 ग्राम पिसी मिश्री मिलाकर पी लें। इससे पित्त और गरमी के कारण होने वाले प्रदर रोग में निश्चय ही आराम होता है।

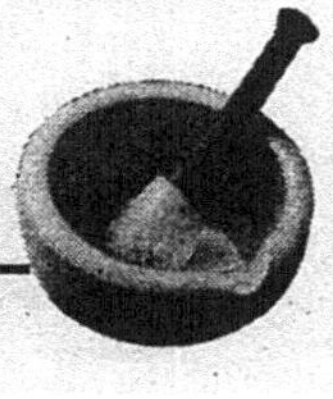

- कपास सभी खेतों में पैदा होती है। इसकी जड़ का टुकड़ा लाकर चावल के मांड के साथ पीसकर छान लें। यह एक कप मात्रा में रोज सुबह पीने से कफजन्य (कफ के प्रकोप के कारण होने वाले) प्रदर में लाभ हो जाता है।
- मुलहठी और पठानी लोध—दोनों का चूर्ण बराबर वजन में मिला लें। यह चूर्ण 1 चम्मच और 1 चम्मच मिश्री पिसी हुई मिलाकर फांक लें और ऊपर से एक कप चावल का धोवन (माण्ड) पी लें। इस प्रयोग से रक्तप्रदर में लाभ मिलता है।

स्त्रियों के लिए घरेलू नुस्खे

मेथी पाक

वातप्रकोप के कारण होने वाली व्याधियों को नष्ट करने में मेथी बहुत गुणकारी होती है। वैज्ञानिकों ने मेथी पर अनेक अनुसन्धान करके इसे हृदय के लिए भी गुणकारी पाया है। इसके पाक में चूंकि घी व दूध का उपयोग विशेष मात्रा में नहीं किया जाता लिहाजा कफ प्रकृति के और स्थूलकाय (मोटे) स्त्री-पुरुष भी नि:शंक होकर इस पाक का प्रयोग कर सकते हैं। मेथी और असगन्ध स्वाद में कड़वे होते हैं। यदि इन्हें जरा से घी में भून लिया जाए तो इनका कड़वापन काफी कुछ कम हो जाता है।

सामग्री—मेथीदाना 250 ग्राम, खोपरा 125 ग्राम, असगन्ध 125 ग्राम, सिंघाड़ा 125 ग्राम, बबूल का गोंद 125 ग्राम, कलौंजी 10 ग्राम, जायफल 5 ग्राम, जायपत्री 5 ग्राम तथा सोंठ, कालीमिर्च, पीपल, तेजपत्र, लौंग, हरी इलायची और दालचीनी—10-10 ग्राम, शक्कर 1 किलो।

विधि—खोपरा घिस लें, सिंघाड़े, असगन्ध और बबूल के गोंद को अलग-अलग खूब बारीक पीस लें और मन्दी आंच पर जरा से घी में अच्छी तरह भून कर रख लें। शेष सभी पदार्थों को भी खूब कूट-पीसकर बारीक चूर्ण कर लें। आवश्यकता के अनुसार मात्रा में शक्कर की चाशनी बनाकर मेथी-आदि का चूर्ण चाशनी में डालकर नीचे उतार लें और शेष औषधियों का पिसा हुआ चूर्ण डाल कर थाली में फैला कर डाल दें। जम जाए तब बर्फी काट लें। इसे 50 ग्राम मात्रा में सुबह खूब चबा-चबाकर खाएं। जो इसके ऊपर दूध पीना चाहें वे दूध भी सकते हैं।

सिंघाड़ा पाक

सामग्री—सिंघाड़ा आधा किलो, खैर का गोंद 125 ग्राम, खोपरा 250 ग्राम, घी 250 ग्राम तथा लौंग, जायफल, जावित्री, सोंठ सतुआ (बेतरा), नागकेसर, हरी इलायची—10-10 ग्राम। भीमसेनी कपूर 2 ग्राम, शक्कर 1 किलो।

विधि—सिंघाड़ा, गोंद और खोपरा को बारीक करके मिला लें तथा मन्दी आंच पर घी में सेक लें। शेष लौंग आदि द्रव्यों को खूब बारीक पीस लें। शक्कर की चाशनी बनाकर सिके हुए चूर्ण को मिला लें और नीचे उतार कर औषधियों का पिसा हुआ चूर्ण मिलाकर थाली में जमा लें। ठण्डा हो जाए तब बर्फी काट लें। इसे 25 से 40 ग्राम मात्रा या अपनी पाचन-शक्ति के अनुकूल मात्रा में सुबह-खूब चबा-चबाकर खाना चाहिए। जो ऊपर से दूध पीना चाहें वे दूध भी सकते हैं।

ये दोनों नुस्खे शरीर को बलपुष्टि और पौरुष शक्ति प्रदान करने के अलावा वातजन्य व्याधियों तथा खुश्की, प्रमेह और स्नायविक दौर्बल्य को नष्ट करने वाले उत्तम निरापद योग हैं।

पौष्टिक खीर

यह योग मधुमेह के रोगी भी प्रयोग कर सकते हैं क्योंकि इस योग में शक्कर का प्रयोग नहीं होता। अगर कोई शक्कर का प्रयोग मिठास के लिए करना ही चाहे तो मनाही भी नहीं है। बड़ा ही सरल और सस्ता प्रयोग है पर ग़ज़ब का लाभ करने वाला है। खुद आजमा कर देख लें।

उड़द की छिलका रहित दाल लगभग 20 ग्राम रात को पानी में भिगो कर रख दें। सुबह इस दाल को सिल पर या मिक्सी में डालकर पीस लें और शुद्ध घी में खूब गुलाबी होने तक सेकें। शरीर को स्वस्थ एवं बलवान बनाने तथा शरीर में रोग प्रतिरोधक शक्ति बढ़ाने के लिए शीतकाल में पौष्टिक तथा शक्तिवर्द्धक नुस्खों का प्रयोग अवश्य करना चाहिए।

❑ ❑

स्त्रियों के रोग

मासिक धर्म खोलने हेतु

- कलिहारी की जड़ पानी में पीसकर मस्तक पर लेप करने से बन्द माहवारी खुल जाती है।
- लाल गुड़हल के फलों को काँजी के साथ पीसकर पीने से माहवारी खुल जाती है।
- मूली, गाजर और मेथी के बीजों को एक-एक छटाँक लेकर कूट-पीस छानकर रख लें। इस चूर्ण को 25-30 ग्राम की मात्रा में अशोकारिष्ट 4 चम्मच रोजाना के साथ 2 महीना पिलायें।

मासिक धर्म की अधिकता

- 20 ग्राम धनिया को 200 ग्राम पानी में उबालें, जब 50 ग्राम पानी शेष रह जाये, तब छानकर पिला दें। अधिक रक्त गिरना बंद होगा।
- असगंध का चूर्ण बनाकर रख लें। 6 ग्राम की मात्रा में उसमें बराबर की मात्रा में पिसी मिश्री या चीनी मिलाकर ठंडे पानी के साथ खायें।
- राल का महीन चूर्ण बना कर उसमें बराबर की मात्रा में चीनी मिलाकर खायें। अधिक रक्त गिरना बन्द होगा।
- दस ग्राम सफेदा काशगरी व एक ग्राम लाल गेरू दोनों को अच्छी तरह मिलाकर शीशी में भर लें। आवश्यकता पड़ने पर स्त्री को औषधि बताशे में भरकर खिलायें और ऊपर से थोड़ा दूध या पानी दें। यह अचूक औषधि है। तीन खुराक से अवश्य आराम होगा।

प्रदर

मिर्च मसालेदार, दाहकारक, अधिक चर्बीयुक्त व्यंजनों के अति सेवन, अथवा अति मैथुन, अति कामुकता, गर्भपात, शोक, क्रोध-ईर्ष्या, चिन्ता आदि से उत्पन्न मानसिक तनाव आदि कारणों से प्रदर रोग उत्पन्न होता है। यह दो प्रकार का होता है श्वेत प्रदर, रक्त प्रदर। इस रोग में निम्न उपचार हितकर सिद्ध होते हैं—

- आँवला का चूर्ण 3 ग्राम को 6 ग्राम शहद में मिलाकर नित्य एक बार 30 दिन तक निरन्तर लेने से श्वेत प्रदर में लाभ होता है। या 20 ग्राम आँवले का रस शहद में मिलाकर तीस दिन तक पीने से श्वेत प्रदर में आराम मिलता है।
- सिके चने पीसकर, उनमें खांड मिलाकर खायें, ऊपर से दूध में देसी घी मिलाकर पियें। श्वेत प्रदर में लाभ करता है।
- गाय के दूध में 25 ग्राम अशोक की छाल को पकाकर, उसमें मिश्री मिलाकर सुबह-शाम कुछ दिनों तक पीने से रक्त-प्रदर में लाभ होता है।
- सूखे पके हुए गूलर के फल को पीस छानकर चूर्ण तैयार कर लें। चूर्ण में सम भाग मिश्री मिलाकर सुबह-शाम पानी या दूध के साथ सेवन करने से रक्त प्रदर को नष्ट करता है।
- चूहे की मैंगनी लेकर बारीक पीस लें। उसमें बराबर की पिसी मिश्री मिलाकर 6 ग्राम की मात्रा में गाय के धारोष्ण दूध से लेने से प्रदर रोग नष्ट होता है।
- जामुन की हरी ताजा छाल छाया में सुखाकर बारीक करके 4-4 ग्राम सुबह-शाम बकरी के दूध के साथ या गाय के दूध के साथ लेने से प्रदर में फायदा करता है।
- पीपल के पके हुए फल को बारीक पीसकर बराबर मात्रा में शक्कर मिश्रित करके गोदुग्ध के साथ स्त्री को पिला दें। इसी प्रकार सेवन से लगभग दस-पन्द्रह दिनों में प्रसूत और प्रदर रोग समाप्त हो जाएगा।

बाँझपन

- मासिक धर्म के समय तुलसी के बीज चबायें या काढ़ा करके पीयें। निश्चय ही गर्भ धारण होगा।

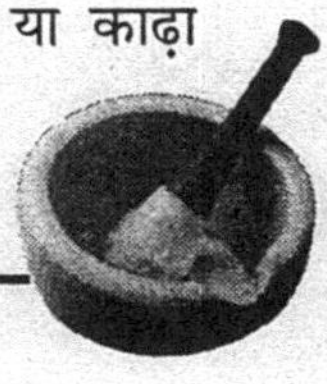

- जायफल को कूट छानकर उसमें बराबर की मात्रा में मिश्री मिला लें। रजोधर्म के बाद तीन दिनों तक लगातार हथेली भर चूर्ण खायें। पथ्य में केवल दूध भात लें।
- सुपारी और नागकेसर इनको बराबर मात्रा में लेकर चूर्ण बना लें। 3 से 5 ग्राम की मात्रा में पानी के साथ लें। गर्भ धारण होगा।
- पीपल की दाढ़ी को सुखाकर महीन पीसकर कपड़े में छानकर रख लें और समान मात्रा में कच्ची खांड मिलाकर ऋतुस्नान के दिन से 25 ग्राम स्त्री को एवं 25 ग्राम पुरुष को 10 दिन तक खिलायें। 10 दिन तक ब्रह्मचर्य का पालन कर ग्यारहवें दिन सहवास करें। अवश्य ही गर्भ धारण होगा।
- पुत्रजीवक (जिया पोता) वृक्ष की जड़ को दूध में पीसकर पीने से गर्भ ठहर जाता है।

ढीले स्तनों के लिए

कच्ची आयु में ही मैथुन आदि क्रिया में लग जाने के कारण स्तन ढीले होकर बदसूरती पैदा करते हैं। वह ढीले-ढीले लटके से रह जाते हैं। इसके लिए कच्चे आम की गिरी को पीसकर स्तनों पर कुछ दिन लेप करने से स्तन चुस्त एवं पहले के समान सख्त हो जाते हैं। साथ ही सुपारी पाक का कुछ दिनों तक सेवन करें। कुछ ही दिनों में स्तन स्वयं ही सुदृढ़ हो जायेंगे।

योनि-संकोचक योग

पति-सहवास में अति करने, अप्राकृतिक एवं असुविधापूर्ण आसनों में अति वेग के साथ सहवास करने, अति प्रसव करने और शरीर के कमज़ोर एवं शिथिल होने के कारण स्त्रियों का योनि-मार्ग ढीला, पोला और विस्तीर्ण हो जाता है जिससे सहवास करते समय सुख एवं आनन्द की अनुभूति नहीं होती। ऐसी स्थिति में प्रायः पति सहवास-क्रिया में रुचि नहीं ले पाते और कोई-कोई पति परस्त्रीगमन की ओर उन्मुख हो जाते हैं। विलासी एवं रसिक स्वभाव के पति घर की सुन्दर नौकरानियों से ही यौन-सम्बन्ध क़ायम कर लेते हैं। इस व्याधि को दूर करने के लिए निम्नलिखित उपाय उपयोगी एवं कारगर सिद्ध हुए हैं।

- भांग को कूट पीस कर महीन चूर्ण कर लें। इस चूर्ण को 5-6 ग्राम (एक छोटा चम्मच भर) मात्रा में, एक महीन मलमल के साफ़ सफ़ेद कपड़े पर रख क़र छोटी

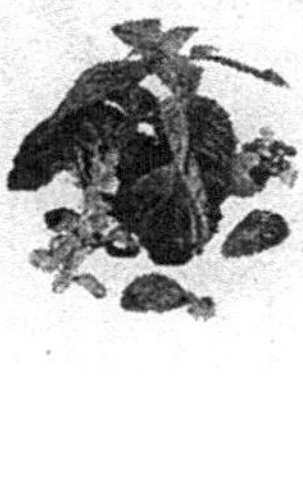

सी पोटली बना कर मज़बूत धागे से बांध दें। धागा लम्बा रखें। धागे को खींच कर पोटली को पानी में डुबो कर गीली कर लें एवं योनिमार्ग में अंदर तक सरका कर रख लें और सुबह निकाल कर फेंक दें। *लाभ होने तक यह प्रयोग जारी रखें।*

- माजूफल का चूर्ण 30 ग्राम तथा फिटकरी व कपूर 3-3 ग्राम-पीस कर तीनों को मिला लें। इसे पोटली विधि से योनि के अन्दर सरका कर रखें और सुबह निकाल कर फेंक दें। इन दोनों में से कोई एक प्रयोग कुछ दिन तक करने से योनि तंग और सुदृढ़ हो जाती है।

गर्भपात से बचाव के लिए

जिस महिला को बार-बार गर्भपात होता रहा हो, उस गर्भवती महिला को इस बात का पूरा ध्यान रखना चाहिए कि उसका और गर्भस्थ शिशु का स्वास्थ्य अच्छा बना रहे। साथ ही यह सावधानी भी रखनी चाहिए कि ऐसा कोई भी काम न करे जिससे गर्भ को झटका लगे, धक्का लगे या कोई नुकसान पहुंचे ताकि गर्भपात होने की स्थिति न बन सके। गर्भवती महिला को गर्भधारण करने के समय से ही 'नवमास चिकित्सा' का पालन शुरू कर देना चाहिए। इसका पालन करते हुए निम्नलिखित बचाव के उपाय प्रतिमास पूरे गर्भकाल में सावधानी के साथ करते रहना चाहिए ताकि गर्भपात होने की स्थिति न बन सके।

ऐसी महिला को 4-5 माह तक नियमित रूप से निम्नलिखित औषधियों का सेवन कर गर्भाशय को शक्तिशाली और दोषरहित करके ही गर्भधारण करना चाहिए।

प्रातः आरोग्यवर्द्धिनी विशेष नं. 1 और अशोक वटी की 2-2 गोली पानी के साथ खाली पेट लें। भोजन से एक घण्टे पहले टॉनिक एफ-22 के 2 बड़े चम्मच भर आधा कप पानी में डालकर लें। भोजन करके उठें तब आधा कप पानी में अशोकारिष्ट, दशमूलारिष्ट और सुन्दरी संजीवनी—तीनों 2-2 चम्मच डालकर पिएं। ये चारों दवाएं शाम के भोजन के समय भी इसी तरह पिएं। रात को सोते समय एक गिलास कुनकुने गर्म और मीठे दूध के साथ, सुबह वाली दोनों गोलियां 2-2 लें। ऐसी महिला को मासिक ऋतु स्राव के दिनों में पूरी तरह विश्राम करना चाहिए। वे शारीरिक परिश्रम से बचें और तेज मिर्च मसालेदार व गर्म प्रकृति के पदार्थों का सेवन न करें।

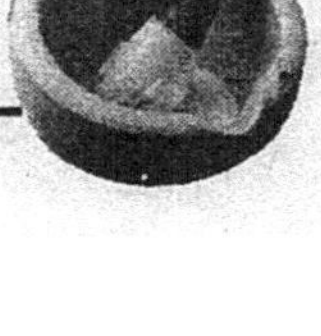

गर्भधारण करते ही, पहले मास में यदि पेट में दर्द हो तो पदमाख, खस, लाल चन्दन—खूब महीन पीसकर, आधा चम्मच पाउडर गाय के दूध के साथ सुबह-शाम सेवन करें।

अथवा यह करें कि मुलहठी, देवदारु, क्षीरकाकोली—तीनों को समभाग लेकर कूट-पीसकर महीन चूर्ण कर लें और सुबह-शाम 2-2 रत्ती मात्रा में यह चूर्ण दूध के साथ लें। इन दोनों में से कोई भी एक उपाय, प्रथम मास में करें।

दूसरा महीना शुरु होते ही, नील कमल की जड़, मुलहठी, काकड़ासिंगी—तीनों सम मात्रा में लेकर पीस लें और महीन बारीक चूर्ण कर लें। इस चूर्ण को 2-2 रत्ती, दूध के साथ लेने से वेदना शान्त होकर गर्भाशय सक्षम और बलवान बनता है जिससे गर्भपात होने का डर खत्म हो जाता है।

अथवा यह करें कि काले तिल, शतावर, मजीठ, पीपल की छाल—सब समभाग लेकर कूट-पीसकर महीन चूर्ण कर लें। इसमें चूर्ण के बराबर वजन में पिसी मिश्री मिला लें। अब यह चूर्ण एक चम्मच सुबह-शाम दूध के साथ पूरे मास तक लें। इससे गर्भपात होने की आशंका समाप्त हो जाती है।

तीसरा महीना शुरू होते ही कमल की जड़, कमल केसर, चन्दन, कूठ, तगर—सब 10-10 ग्राम लेकर कूट-पीसकर महीन चूर्ण कर लें। इस चूर्ण को आधा चम्मच लेकर एक कप पानी में घोल कर पी लें।

अथवा यह करें कि क्षीर काकोली तथा सुगन्ध बाला—दोनों को पीसकर, आधा चम्मच मात्रा में लेकर एक कप पानी में घोल कर पी लें।

चौथा महीना शुरू होने पर नील कमल की जड़, हरे गोखरु, कसेरु की छाल—समभाग लेकर पीसकर महीन कपड़छन चूर्ण कर लें। दूध के साथ एक चम्मच चूर्ण सुबह-शाम लें।

अथवा यह करें कि मुलहठी, श्यामल, ब्रह्मदण्डी, अनन्त मूल—इन सबको समभाग लेकर कूट-पीसकर चूर्ण कर लें। उपर्युक्त विधि से सुबह-शाम सेवन करें।

पांचवें और छठे मास में यदि वेदना हो और गर्भपात की आशंका हो तो मिश्री के साथ पके हुए कैथ (कबीट) का गूदा पानी में घोलकर पिएं।

अथवा यह करें कि गोखरु, मुलहठी, खरेंटी, सहिजना—समभाग लेकर कूट-पीसकर 1-1 चम्मच चूर्ण दूध के साथ लें।

गर्भकाल के सातवें मास में यदि वेदना होने लगे तो कसेरु, पुष्करमूल, सिंघाड़ा, नीलोफर—सब समभाग लेकर कूट-पीसकर, आधा चम्मच सुबह-शाम दूध के साथ लें।

अथवा यह करें कि दो (मुनक्का) मुलहठी, कसेरु, कमल की जड़— सबका महीन चूर्ण करके उपर्युक्त विधि से दूध के साथ सुबह-शाम पी लें।

आठवें मास में यदि कष्ट हो तो मुलहठी, पद्माख, नागरमोथा, केसर, गजपीपल, नीलोत्पल—सब समभाग पीसकर उपर्युक्त विधि और मात्रा के अनुसार दूध के साथ लें।

अथवा यह करें कि बेल की जड़ को दूध के साथ सिल पर घिसकर 1-2 चम्मच लेप तैयार कर दो चम्मच दूध मिलाकर सुबह-शाम पिएं।

गर्भकाल के नवे महीने में क्षीरकाकोली का चूर्ण आधा चम्मच, शहद में मिलाकर सुबह-शाम चाट कर सेवन करें।

विशेष—यदि गर्भवती स्त्री गर्भकाल के तीसरा माह शुरू होने पर सोमकल्याण घृत का सेवन करना शुरू करके आठवां मास पूरा होने तक सेवन करती रहे तो वह गर्भ स्राव या गर्भपात से बची रह सकती है।

स्तन के रोग

1. वट वृक्ष (बरगद) की दाढ़ी व लाल सिरे को सुखाकर पानी- में पीसकर लेप करें। छातियाँ कड़ी हो जाएँगी।
2. सतावर महीन पीसकर सेवन करने से दूध बढ़ जाता है।
3. सरसों की खली को पानी में पीसकर लेप करने से स्तन रोग दूर हो जाता है।
4. स्तनों में पकने का रोग होने पर नीम की निबौलियों का तेल मलने से स्तन-पाक ठीक होता है।
5. हल्दी और घीग्वार की जड़ को पीसकर स्तनों पर लगाने से स्तन रोग दूर होते हैं।
6. इन्द्रायन की जड़ को बैल के पेशाब अथवा पानी में घिसकर लेप करने से स्तनों की सूजन एवं स्तनपीड़ा दूर होती है।
7. कच्चे आम की टिकोरो को पीसकर स्तनों पर लेप करने से स्तन चुस्त व सख्त होते हैं।

स्तनों में दूध बढ़ाने हेतु

1. सफेद ज़ीरे का चूर्ण बनाकर, 6 ग्राम की मात्रा में दूध में मिलाकर पीने से स्तनों में दूध बढ़ता है।
2. कमलगट्टे की गिरी का चूर्ण दूध दही के साथ खाने से स्तनों में दूध उतर आता है।

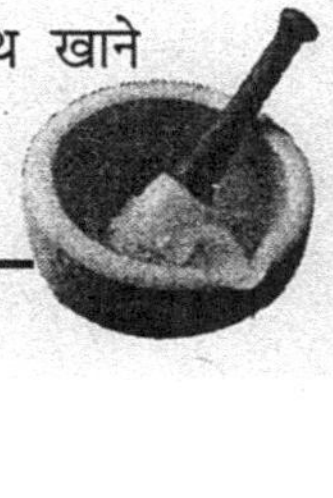

3. कच्चे पपीते की सब्जी खाने तथा पका पपीता खाने से स्तनों में दूध की वृद्धि होती है।

4. सफ़ेद जीरे को घी में सेंककर इसमें बराबर की मात्रा में मिश्री मिला लें। एक चम्मच की मात्रा में सुबह-शाम दूध के साथ सेवन करें। जिन माताओं को बच्चों को दूध पिलाने में दूध की कमी महसूस हो, इसके प्रयोग से उनका दूध बढ़ जाता है।

गर्भ निरोध

- मासिक धर्म निवृत्ति के बाद तीन दिन तक एक कप तुलसी का काढ़ा सेवन करने से गर्भ नहीं ठहरता, और कोई हानिकारक प्रभाव भी नहीं होता है। तुलसी के 10-15 पत्ते लेकर उन्हें दो कप पानी में उबाल लें। एक कप पानी रहने पर उतार लें।
- हल्दी की गाँठ को पीसकर कपड़छन कर रख लें। मासिक धर्म के पाँचवें दिन 3 ग्राम (आधा चम्मच) की मात्रा में सुबह-शाम ताजे पानी से लें। तीन दिन तक लगातार हर महीने लेते रहने से गर्भ धारण का भय नहीं रहेगा। (एक सप्ताह तक बिस्तर का परहेज रखें)
- अरण्डी के बीज छील कर मासिक धर्म के पाँचवें दिन एक बीज पूरा सुबह निहार मुँह ताजा पानी से पिला दें। एक साल तक गर्भ नहीं रहेगा।
- दो ग्राम फिटकरी को मैदा के समान बारीक कर लें, और उसमें 12 ग्राम सफेद वैसलीन मिलाकर, अच्छी प्रकार मिला लें। सम्भोग से पूर्व गुप्तांग पर लगा लिया करें। अस्सी प्रतिशत तक़ सफलता मिलती है।
- सम्भोग से पूर्व रुई की फुरैरी बनाकर, उसे कास्ट्रायल में भिगोकर योनि में अच्छी प्रकार फिरा दें। गर्भ धारण नहीं होगा। शत प्रतिशत कामयाब प्रयोग है।
- बबूल के फूल, ऋतुकाल में गोदुग्ध के साथ पीने से गर्भ धारण नहीं होता।

❑ ❑

बच्चों के रोग

शिशु का दुबलापन

सामग्री—कलई वाला खाने का चूना 250 ग्राम, साफ ताजा जल 3 लिटर, मिट्टी की एक हांडी जिसमें चार लिटर पानी आ सके।

विधि—हांडी में 3 लिटर पानी डालकर 250 ग्राम चूना डाल दें। तीन दिन तक इसे ढक्कन से ढककर रखें और प्रतिदिन 4-6 बार लकड़ी के डण्डे से खूब हिला चला दिया करें। चौथे दिन ऊपर का साफ पानी, बिना हिलाये-डुलाये निथार लें और मलमल के साफ-सफेद कपड़े को चार परत मोड़कर इस कपड़े से पानी को छानकर कांच की बनी जार में भरकर रख लें। यह पानी एक माह तक खराब नहीं होता। एक माह बाद नया पानी तैयार कर लें।

सेवन विधि और लाभ

एक वर्ष के शिशु को आधा चम्मच, दो वर्ष के शिशु को दो चम्मच और इसी क्रम से आयु के अनुसार उपयुक्त मात्रा में, उबाल कर ठण्डा किये हुए मीठे दूध को तिगुनी मात्रा में लेकर चूने के पानी के साथ मिलाकर सुबह दोपहर व शाम को पिलाना चाहिए। यह सूखा रोग (Rickets) की बढ़िया दवा है। दांत-दाढ़ निकलते समय इसका सेवन बहुत उपयोगी रहता है। इस चूने के पानी और दूध का सेवन बड़ी आयु वाले भी कर सकते हैं।

तुतलाना और हकलाना

- बच्चे यदि एक ताजा हरा आंवला रोजाना कुछ दिन चबायें तो उनका तुतलाना व हकलाना दूर हो जाता है। जीभ पतली और आवाज साफ आने लगती है। मुख की गर्मी भी दूर होती है।

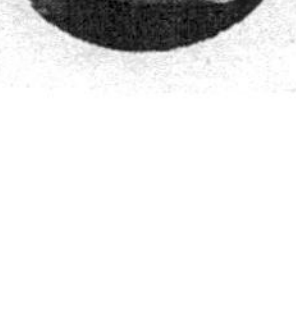

- बादाम की गिरी 7, काली मिर्च 7, दोनों की कुछ बूंदें पानी में घिसकर चटनी-सी बना लें और उसमें थोड़ी-सी मिश्री मिलाकर चाटें। प्रातः खाली पेट पन्द्रह दिनों तक लें। तुतलाना और हकलाना दूर हो जाता है।
- प्रातः मक्खन में काली मिर्च का चूर्ण मिलाकर खाने से कुछ ही दिनों में हकलाहट दूर हो जाती है।
- तेजपात को जीभ के नीचे रखने से रुक-रुककर बोलना और हकलाना व तुतलाना ठीक हो जाता है।
- फूला हुआ सुहागा शहद में मिलाकर जीभ पर रगड़ने से हकलाना ठीक हो जाता है।
- मीठी बच, मीठी कूट, असगन्ध और छोटी पीपल को बराबर मात्रा में मिलाकर चूर्ण बना लें। रोजाना 1 ग्राम चूर्ण शहद में मिलाकर चाटने से आवाज साफ होती है और हकलाना दूर हो जाता है।
- हरा धनिया और अमलतास के गूदे को पानी में पीसकर उसी पानी से 21 दिन तक लगातार कुल्ले करने से जीभ पतली होकर हकलाहट दूर हो जाती है।

बच्चों के लिए खांसी की दवा

छोटी पीपल का बारीक चूर्ण शहद में मिलाकर चटाने से बालकों के ज्वर, तिल्ली, अफरा, हिचकी बन्द हो जाती है या झंडु का बना हुआ शृंग्यादि चूर्ण शहद में चटायें।

बिवाई फटने की दवा

सल को तिल के तेल में पीसकर लगाने से हाथ-पैरों की बिवाई ठीक होती है या वैसलीन मलें।

नहरवा की दवा

बबूल का बीज गाय के दूध में पीसकर लगायें।

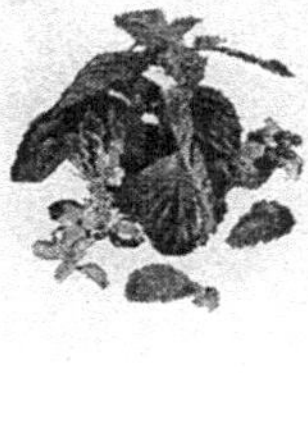

कामला की दवा

छोटी दुधी, काली मिर्च गाय के दूध में पिएं।

नीम के पत्तों का रस 1 तोला, 1 तोला शहद में मिलाकर सुबह-शाम सेवन करें।

बन्द मूत्र की दवा

बांसा, अरण्ड घी में पियें तो बन्द पेशाब खुल जायेगा।

बहुमूत्र की दवा

3 तोला मिश्री, 4 तोला सोंठ, तीन-चार काली मिर्च, 4 तोला घी में मिलाकर खायें।

❑ ❑

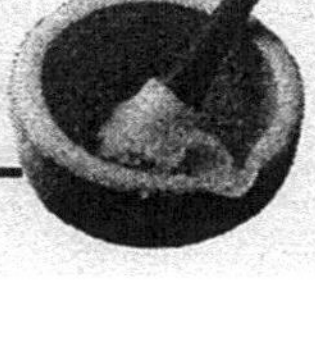

विष चिकित्सा

धतूरा विष चिकित्सा

- बारह ग्राम बनफशा गाय के दूध, या पानी में पीसकर छानकर एक-दो घंटे में दें।
- बैंगन के टुकड़े-टुकड़े कर गाय के दूध में उबालकर पीने से धतूरे का विष उतर जाता है।

संखिया विष

- 25 से 35 ग्राम पपड़िया कत्था को पानी में घोलकर पिलाने से जहर उतर जाता है। पपड़िया कत्था पेट में पहुंचते ही संखिया के असर को दूर कर वमन लाता है, वमन के साथ जहर निकल जाता है।
- नीम के पत्तों का रस पिलाने से संखिया का विष दूर होता है।
- काली मिर्च का चूर्ण 6 ग्राम, गाय का घी 25 ग्राम। घी गरम करके उसमें काली मिर्च का चूर्ण मिलाकर एक-एक घंटे पर पिलाएं। विष उतर जाएगा।

सर्प विष चिकित्सा

सर्प विष चिकित्सा पर आधुनिक विज्ञान ने अपने शोधों के द्वारा इसकी काफी कारगर चिकित्सा खोज निकाली है। अत: सर्प के काटने पर तुरन्त डॉक्टरी सहायता प्राप्त करनी चाहिये। किन्तु यदि वह समय पर उपलब्ध न हो, तो निम्न उपचार करने चाहिये।

- सांप के काटे स्थान को, किसी तेज नश्तर से छील दें, जब खून निकल आवे, बारीक पिसा हुआ नीला थोथा

छिड़क दें। गीला होने पर उतार लें। तीन-चार बार लगाने के बाद जब थक्के जमने लगें तो समझ लें कि जहर उतर चुका है। तीन-चार दिन तक काली मिर्च मिलाकर घी का खूब प्रयोग करते रहें। यह परीक्षित प्रयोग है।

- नीला थोथा को महीन पीसकर, पानी में घोलकर पिलाने से सांप का जहर उतर जाता है।
- इलाजुलगुर्वा के अनुसार एक खटमल निगल लेने से सांप का जहर उतर जाता है।
- श्वेत पुनर्नवा की जड़ का लेप करने से सर्प का विष दूर होता है।
- मदार की तीन कोंपल गुड़ में लपेटकर खिलावें, और उसके ऊपर घी पिलावें। अथवा मदार का दूध उस स्थान पर टपकाते रहें, जहां सर्प ने काटा हो, और जब तक दूध सूखता रहे टपकाते ही जायें, क्योंकि जब विष का असर न रहेगा दूध सूखना बंद हो जायेगा।
- हुलहुल के बीज 20 ग्राम लें, उन्हें पीसकर खिलाने से सर्पविष दूर होता है।
- सेंधा नमक, कालीमिर्च, नीम के बीज की गूदी 12-12 ग्राम लेकर पीसकर घी के साथ देने से सांप का विष उतर जाता है।
- काली मिर्च और कुचला 6-6 ग्राम पचास ग्राम पानी के साथ पीसकर एक-एक घण्टे के अन्दर पिलायें, विष उतर जायेगा।

बिच्छू दंश चिकित्सा

- लौनी घी (मक्खन) में सादा नमक पीसकर मिला लें। बिच्छू के काटे के स्थान पर ब्लेड से हल्का-सा काटकर लेप कर लें, और अंगारों से सेंक दें। दो मिनट में दर्द गायब हो जाएगा।
- लाल मिर्च शहद में पीसकर काटे स्थान पर लगाने से जहर उतर जाता है।
- मोर, कबूतर, मुर्गा की बीट और आक की जड़ लेकर धूप देने या लेप करने से बिच्छू एवं सर्प के विष का प्रभाव नष्ट हो जाता है।

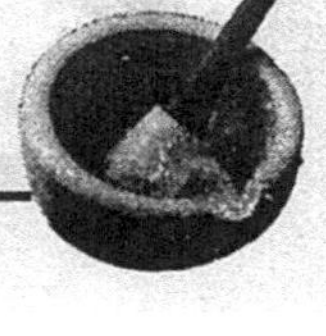

- जियापोते के फलों की मींग, ढाक और करंज की मींग को जल में पीसकर लेप करने से बिच्छू का विष उतरता है।
- बिच्छू के काटने पर उसी बिच्छू को चिमटा से पकड़ आग पर डाल दें। शीघ्र आराम मिलेगा।
- मुसव्वर 3 ग्राम को पानी में पीसकर काटे स्थान पर चीरा लगाकर लगायें। लाभ होगा।

कान खजूरा विष

- दीपक के तेल (अंडी या कड़आ तेल) से थोड़ा-सा तेल लेकर काटे स्थान पर मलने से, दर्द, सूजन व जलन ठीक होती है।
- सफेद जीरा पानी में पीसकर काटे स्थान पर लेप करने से लाभ होता है।
- मैनसिल, हल्दी, दारू हल्दी तथा गेरू का लेप करने से कन खजूरे का जहर नष्ट होता है।

बर्र-ततैया

- हरे धनिये का रस निकाल कर, उसमें सिरका और कपूर मिलाकर काटे हुए स्थान पर लगाने से बर्र, मधुमक्खी आदि के दंश में लाभ होता है।
- चौलाई की जड़ को पीसकर गाय के घी के साथ पीने से कीड़ों का जहर नष्ट होता है अथवा कीड़े के काटे के स्थान पर मनुष्य के मूत्र के प्रयोग से लाभ होता है।

पागल कुत्ते के काटने पर

- लहसुन को सिरके में पीसकर घाव पर रखने से पागल कुत्ते का जहर नष्ट होता है।
- काली मिर्च 1 ग्राम, लिसौड़े के पत्ते 12 ग्राम को 125 ग्राम पानी में पीसकर 10-15 दिन सेवन करने से पागल कुत्ते के काटे में आराम मिलता है।
- धतूरे की जड़ को दूध के साथ पीसकर पीने से कुत्ते का जहर खत्म होता है।

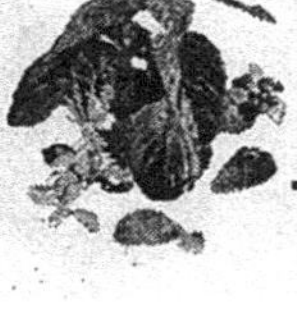

- घी ग्वार का पत्ता लेकर उस पर सेंधा नमक लगाकर, आग पर हल्का-हल्का गर्म कर तीन दिन तक बांधें। विष उतर जाता है।
- कुत्ते के काटे हुए स्थान पर जले हुए दीपक का तेल लगाकर, फिर उस स्थान पर लाल मिर्चों को पीसकर घाव पर दबा दें, और ऊपर से मकड़ी का सफेद जाला रखकर कसकर पट्टी बांध देनी चाहिये।
- गुड़, तेल और आक का दूध इनका लेप बनाकर कुत्ते के काटे स्थान पर लेप करने से कुत्ते का विष उतरता है।

मकड़ी विष

- हल्दी, देवदारू, मंजीठ, नागकेसर समान भाग लेकर पानी में पीसकर लेप करने से मकड़ी का विष दूर होता है।
- चौलाई का साग पानी में पीसकर लगाने से मकड़ी का विष दूर होता है।

❑ ❑

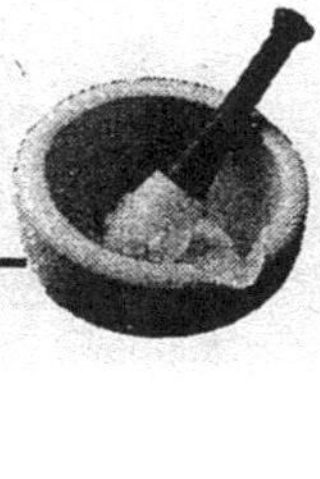

विभिन्न बुखार/मलेरिया/लू लगना

मलेरिया

- गुड़ 5 ग्राम और कपूर 2 ग्राम मिलाकर 12 गोली बनाएं, दिन में तीन बार 1-1 गोली लेने से मलेरिया ज्वर ठीक होता है।
- गुडूच्यादि काढ़ा 20 मिली., 500 मि.ग्रा. पिप्पली चूर्ण के साथ लेने से मलेरिया का बुखार उतरता है।
- मिश्री के साथ गोदन्ती भस्म 500 मि.ग्रा. की मात्रा में लेने से मलेरिया ज्वर ठीक होता है।
- ज्वरांकुश रस की 1-1 गोली अदरक के रस और मधु के साथ लेने से मलेरिया में लाभ होता है।
- ज्वरशूलहर रस 125 मि.ग्रा. की मात्रा में पान के रस एवं शहद के साथ दिन में दो बार (सुबह-शाम) लेने से बुखार उतर जाता है।

तुलसी के पत्ते 8 माशे, काली मिर्च 3 माशे, थोड़ा काला नमक इन सबको घोटकर रख लें। जब दवा देनी हो तो ढाई सौ ग्राम पानी में उबालें, आधी रह जाने पर पिलाएं। अवश्य फायदा होगा।

मलेरिया की अचूक दवा

- कंजा की मींग, नौसादर, ठीकरी गेहूं सम भाग ले कूट-छान कर गोंद के पानी की सहायता से ढाई रत्ती की गोली बना विषमज्वर, जूड़ी जो ठण्ड से आने वाला बुखार है, एक तारा तिजारी, चौथैया में ज्यादा लाभ करता है, 1-1 गोली 3-4 घंटे बाद ताजे पानी के साथ खाने से विषमज्वर समाप्त हो जाता है।
- प्रभावशाली अतिसार वटी, रूमीमस्तगी, सुहागे की खील, शुद्ध

सिगरफ, अफीम समभाग लें, जल में इसे महीन पीस मूंग की बराबर गोली बनाओ, मात्रा एक से तीन गोली, ये दवा अतिसार, संग्रहणी में भी लाभप्रद है।

लू लगने पर

- लू से ताप हो जाने पर इमली को उबालकर उसे छानकर एक कप शर्बत की तरह सेवन करें। इमली को उबालकर उस पानी में तौलिया भिगोकर उसके छींटे रोगी पर मारने से भी लू का ताप शांत होता है।
- लू लगने पर प्याज के रस से कनपटियों और छाती पर मालिश करें। चाबीस घंटे में लू विकार शांत हो जाएगा।
- आलूबूखारे को गरम पानी में डालकर रखें और फिर उसी पानी में मसल लें। इसे पिलाने से लू लगने पर होनेवाली बेचैनी और घबराहट दूर होती है।
- नारियल के दूध के साथ काले जीरे को पीसकर शरीर पर मलने से लू लगने पर जलन कम होती है।
- भुने हुए प्याज को पीसकर, उसमें जीरे का चूर्ण और मिश्री मिलाकर खाने से लू का प्रकोप नष्ट होता है।
- कच्चे आम को गर्म राख में भून लें। इस भुने आम के गूदे को पानी में मिलाकर थोड़ी-सी शक्कर डालकर पीने से लू लगने की जलन और बेचैनी दूर होती है।
- धनिये के पानी में शक्कर मिलाकर पीने से लू का प्रभाव कम हो जाता है।
- इमली के गूदे को हाथ और पैरों के तलवों पर मलने से लू का असर समाप्त हो जाता है।
- तुलसी के पत्तों का रस शक्कर में मिलाकर पीने से लू नहीं लगती। प्रतिदिन दो-तीन बार प्याज खाने से लू पास तक नहीं फटक सकती है।

चौथिया बुखार की दवा

बबूल की पत्ती सूंघने से चौथिया बुखार में फायदा होता है या अगस्त के पत्तों का रस सूंघें।

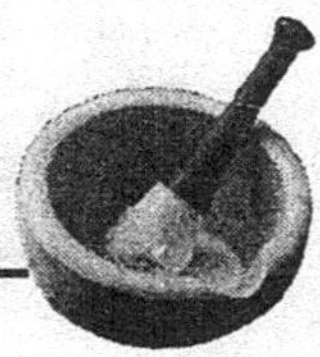

अन्तरा बुखार का टोटका

सफेद धतूरा रविवार को उखाड़ कर दाहिने हाथ में बांधने से अन्तरा बुखार जाता रहता है।

ठंड के बुखार की दवा

सोंठ, काली मिर्च, पीपल—इन सब का काढ़ा औटाकर पिलायें या 9 रत्ती हींग गुड़ में लपेटकर खिलायें और इतवार को सफेद कनेर की जड़ उखाड़ कर कान के साथ बांध दें।

सादा बुखार की दवा

पीपल, करंजवे की गिरी, सफेद जीरा, कीकर की छाल, बबूल की पत्ती, इन सबको बराबर-बराबर लेकर कूट छानकर थोड़ा-सा पानी मिलाकर दो-दो रत्ती की गोली बना लें। 2 गोली शाम, 2 गोली सुबह 3 दिन लें।

सब तरह के बुखार की दवा

सोंठ 6 माशे, अजवायन देशी 6 माशे, 6 माशे अजवायन खुरापानी, पीपल छोटी 6 माशे, पीपल बड़ी 6 माशे, छोटी हरड़ 6 माशे, बहेड़ा का छिलका 6 माशे, काकड़ासिंगी 1 तोला, दालचीनी 8 माशा, शीतल चीनी 4 माशा, 1 तोला सत गिलोय, 1 तोला काली मिर्च, 6 माशा मिश्री, केसर 6 माशा, नाग केसर 6 माशा, इन सबको कूट छान लें, फिर शहद में गोलियां बना लें। हर रोज 2 गोली खिलाएं या हारसिंगार के पत्ते पीसकर रस निकालें। 6 माशे रस में थोड़ा शहद मिलाकर चटायें। (अन्य औषधियों के लिये देखें ज्वर प्रकरण में)।

❑ ❑

कैंसर की चिकित्सा

कैंसर रोग प्राकृतिक चिकित्सा से ठीक होता है। यह दावा कई रोगियों की चिकित्सा में सफलता मिलने के बाद किया जा रहा है। किसी भी रोगी के उपचार में रोगी के मानसिक सहयोग एवं शुद्ध विचार का रहना आवश्यक है।

रोग परिचय

कैंसर एक अत्यंत तीव्र पीड़ा देने वाला तथा नाम से भयावना रोग है। इसमें एक ट्यूमर-गांठ फोड़ा के रूप में शरीर के भिन्न-भिन्न भागों (स्तन, गला, जीभ, आंख, बच्चेदानी, होंठ, भोजन नली, आमाशय, यकृत, गुदाद्वार इत्यादि) में होता है। पहले गांठ फूलती है फिर फट जाती है और फूल गोभी के आकार में सफेद मवाद के साथ इसकी आकृति बन जाती है। यह तो शरीर के ऊपरी भाग का स्वरूप है। शरीर के भीतरी भाग में भी भिन्न-भिन्न रूप में कष्ट देता है।

कारण

कैंसर के प्रमुख कारण हैं—धूम्रपान, तम्बाकू का सेवन, पान-मसाला, गुटका। इनसे मुंह, होंठ, मसूड़े, जीभ का कैंसर होता है। कभी-कभी किसी अंग का पुराना घाव कैंसर में परिणत हो जाता है। कुछ लोग एक्जिमा के ठीक होने के लिए अलकतरा लगाते हैं और उससे कैंसर बन जाता है। अत्यधिक शराब पीने वालों को भी गला, यकृत, पाकस्थली का कैंसर हो जाता है। तम्बाकू, सिगरेट तथा पर्यावरण के प्रदूषण से फेफड़े के कैंसर में विशेष बढ़ोतरी हो रही है। बहुत अधिक गरम खाद्य पदार्थ भी आमाशय में पहुंचकर आमाशयिक झिल्लियों को घायल करता है और कैंसर बन सकता है। अमरीका के न्यूयार्क कैंसर हॉस्पीटल के प्रमुख चिकित्सक डॉ. एल. डी. वक्ले का कहना है—''अपनी लंबी जानकारी से मैं कह सकता हूं कि कोष्ठ-

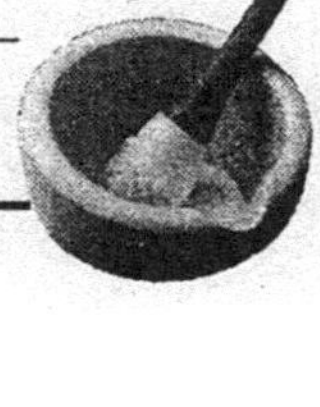

बद्धता के साथ इस रोग का विशेष संबंध है। कैंसर के हर एक रोगी को कोष्ठबद्धता की शिकायत रहती है। जब इन लोगों की कोष्ठबद्धता बहुत बढ़ जाती है, तब साथ ही कैंसर की शुरुआत भी हो जाती है। किन्तु पेट साफ हो जाने पर दर्द हो जाता है। इसलिए यह कहना सही है कि आंत में रुके हुए मल का दूषित रस ही इस रोग का कारण है।''

अन्य किसी भी भांति शरीर के भीतर कूड़ा-कचड़ा विजातीय मल का संचय होने पर ही यह रोग होता है। किसी भी एक अंग में कैंसर होने का अर्थ है कि समूचे शरीर में ही दोष संचित है। कैंसर तो उन्हें हो नहीं सकता जिनका जीवन सादा होता है। हां, किन्हीं रोगियों में अत्यधिक शोक या चितायुक्त अवस्था वालों को भी यह रोग होते देखा गया है। किसी विशेष व्यक्ति का विछोह, किसी दुर्घटना में किसी प्यारे व्यक्ति की मृत्यु, जीवन में कोई विशेष मानसिक तनाव भी कैंसर का कारण बन जाता है।

कैंसर का उपचार

आज जिस प्रकार का भय कैंसर के संबंध में लोगों में फैला हुआ है, वास्तव में वह इस कारण है कि आधुनिक विज्ञान में कैंसर का इलाज केवल ऑपरेशन को मान लेने की परम्परा चल रही है। इनमें असफलता ही अधिक है। यह बात डॉ. राबर्ट बैल एम. डी. एफ. आर. एफ. पी. एस. ने अपनी पुस्तक में लिखी है कि शस्त्र चिकित्सा (शल्य चिकित्सा) से कभी कोई कैंसर आरोग्य नहीं हुआ है, और कभी होगा भी नहीं। इसके परिणामस्वरूप मृत्यु संख्या बढ़ गई है। ...सत्रह वर्षों तक मैंने अपने कैंसर रोगियों की शस्त्र-चिकित्सा छोड़ दी है। इसका कारण यह है कि मैंने सर्वदा देखा है कि शस्त्र क्रिया के बाद रोग फिर लौट आता है और उसके बाद रोगी के कष्टों की सीमा नहीं रहती।

प्राकृतिक चिकित्सा

इसलिए केवल स्थानीय (केवल एक-दो अंग की) चिकित्सा करने का कोई लाभ नहीं। संपूर्ण शरीर की चिकित्सा न होने पर कैंसर का निवारण नहीं हो सकता है। प्राकृतिक चिकित्सा में सम्पूर्ण शरीर के विकार निवारण हेतु निम्नांकित प्रयोग किए जाते हैं—

- पेट पर 30 मिनट के लिए ठंडी मिट्टी की पट्टी रखने के बाद नीम के पानी का एनिमा प्रतिदिन दिया जाए।
- ठंडे पानी का कटि-स्नान 10-10 मिनट का दिया जाए।

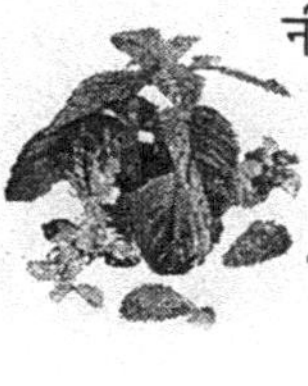

- धूप-स्नान रोजाना 30 मिनट का दिया जाए। सिर पर गीला कपड़ा रखकर, सफेद सूखी वस्त्र पहनकर या नंगे बदन धूप में बैठें। शरीर पर धूप 30 मिनट कम-से-कम, परन्तु यदि 1-2 घंटे भी ली जाए तो अच्छा ही होगा।
- शुद्ध खुली वायु का सेवन, प्रतिदिन गर्म या ठंडे जल से स्नान करना आवश्यक है।
- कैंसर के बाहरी फोड़े गांठ पर ठंडी मिट्टी की पट्टी दिन में 3-4 बार, 20-30 मिनट एक बार रखकर बदलते रहें। दो पट्टियों के बीच में 1 घंटे का अंतर रखें। यदि कैंसर की गांठ पर प्रारंभ में ही ठंडी मिट्टी की पट्टी या ठंडे पानी की पट्टी लगाई जाए तो गांठ दब जाती है।

कैंसर की गांठ या फोड़ा यदि अंदर के भाग (आंत, गर्भाशय, आमाशय, लीवर आदि) में है तब भी इसके ऊपर ठंडे पानी या ठंडी मिट्टी की पट्टी का प्रयोग विशेष काम करता है। कैंसर की स्थानीय पीड़ा यदि केवल ठंडी पट्टी से ठीक नहीं होती हो तो गरम ठंडी सेक कभी-कभी दी जा सकती है। एक बर्तन में गरम पानी और दूसरे में ठंडा पानी लेकर तौलिया गरम पानी में निचोड़कर गर्म सेक तथा ठंडे में भिगोकर ठंडी सेक दी जाती है। ये तमाम प्रयोग किसी प्राकृतिक चिकित्सालय में जाकर समझे जा सकते हैं अथवा रोगी को ही कुछ दिन प्राकृतिक चिकित्सालय में रहकर प्रयोग समझ लेना चाहिए।

आहार

प्राकृतिक चिकित्सा में आहार ही औषधि है। इस आधार पर निम्नांकित विधि से आहार क्रम रखा जाए—

- प्रतिदिन गाजर 100 ग्राम, चुकन्दर 100 ग्राम और आंवला 25 ग्राम रस में दो बार दें।
- संतरा, मौसमी, अनन्नास, अंगूर का रस 2-3 बार दें।
- मौसम के अनुसार सब्जियों का रस दें यथा, पालक 50 ग्राम, मेथी 25 ग्राम, बथुआ 25 ग्राम, का रस प्रतिदिन एक बार।
- पेठे का रस 100-100 ग्राम दो बार दें।
- गेहूं के पौधे गमले में उगाकर जब वे आठ इंच लंबे हो जाएं तो उसका रस पिलाएं।

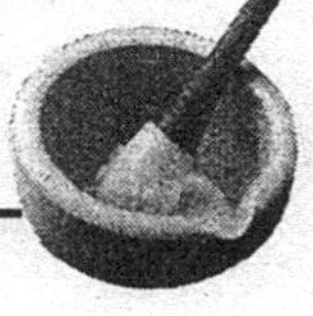

- पपीता, चीकू, खरबूजा, तरबूज, आम, लीची, सेब, अनार, अंगूर आदि मौसम के सभी फल दिए जाएं।

15 से 30 दिन फलाहार रसाहांर के बाद यदि रोगी में जीवनी शक्ति पर्याप्त हो तो नींबू शहद पानी रोजाना 4-6 गिलास पिलाकर उपवास भी कराना बहुत अच्छा रहता है। उपवास के बाद एक लंबे समय तक जूस, फल, एवं अंकुरित अन्न कच्ची गिरी (नारियल), सूखे मेवे, मुनक्का, किशमिश, अंजीर आदि भिगोकर लिए जाएं। इस रोग में अपकाहार बिना आग का पकाया आहार, जब तक रोग ठीक नहीं हीता है, लेना चाहिए।

यहां बताए हुए आहार के अतिरिक्त कोई अन्य आहार जैसे— चावल, दाल, मिठाई, चाय, चीनी, नमक, मिर्च बाजार की कोई भी वस्तु न ली जाए। कैंसर का पता लगते ही प्राकृतिक चिकित्सा का सहारा लें और निर्भय हो जाएं। यह प्रयोग अनेक रोगियों को पूर्ण स्वस्थ बना देता है।

❑ ❑

विविध

कुष्ठ रोग

नीम के तेल में समभाग चालमूंगरा का तेल मिलाकर कुष्ठ यानी कोढ़ से प्रभावित स्थान पर लगायें। साथ ही चालमूंगरा तेल की 5 बूंदें एक कैप्सूल में डालकर दिन में दो बार सेवन करें। धीरे-धीरे यह मात्रा 10 बूंदों तक बढ़ायें। यह कुष्ठ रोग का प्रभावी इलाज है।

लकवा

लहसुन की 5 कलियों को पीसकर उसमें लगभग 12 ग्राम शुद्ध शहद मिलाकर सुबह-शाम मरीज को चटाना लकवे में फायदेमन्द है।

डायबिटीज

ताजे आंवले के रस में थोड़ा-सा नमक मिलाकर पियें। डायबिटीज में लाभ होगा।

टॉन्सिल की सूजन

सरसों के तेल में जलकुम्भी की भस्म मिलाकर लेप करें।

आवाज सुरीली बनाने के लिये

हरड़ के काढ़े में फिटकरी मिलाकर कुल्ला करने से आवाज सुरीली बनती है।

लो ब्लडप्रेशर व खून की कमी

किशमिश के 25 दानों को रात के समय एक गिलास पानी में भिगो दें। सुबह उठकर उन दानों को खूब चबा-चबाकर

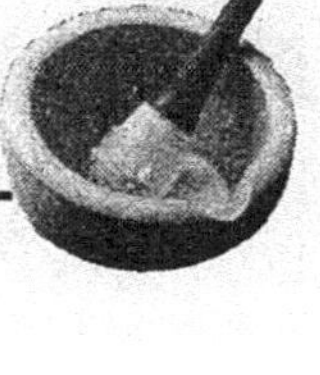

खा लें और वह पानी भी पी लें। कुछ ही दिनों के प्रयोग से लो ब्लडप्रेशर व खून की कमी की शिकायत दूर हो जायेगी।

अम्लपित्त

खाना खाने के बाद एक-दो लौंग चूसना अम्लपित्त में लाभकारी होता है।

गैस-ट्रबल

गैस की शिकायत होने पर लहसुन की दो कलियों को छीलकर बीजरहित मुनक्का या दो-तीन किशमिश में लपेटकर खाना फायदेमन्द है।

खुजली

नीम की पत्तियों को जलाकर राख कर लें। इस राख में मीठा तेल मिलाकर खुजली वाले स्थान पर लगाने से लाभ होगा।

फोड़ा-फुन्सी

नीम की छाल को पीसकर बनाया गया लेप दिन में दो-तीन बार लगाने से फोड़ा-फुन्सी ठीक हो जाता है। लाभ न होने तक प्रयोग जारी रखें।

सांप काटने पर

30 ग्राम प्याज के रस में समभाग सरसों का तेल मिलाकर सांप काटे हुए व्यक्ति को पिला दें। आधे-आधे घ़ण्टे के अन्तराल से और दो खुराकें दें। सांप के काटने पर यह रामबाण औषधि है।

स्वास्थ्य व शक्तिवर्धक टॉनिक

रोज सुबह खाली पेट तीन-चार सेब खायें और ऊपर से दूध पियें। इसका एक-दो महीने सेवन करने से यौन सम्बंधी सभी विकार दूर होते हैं। शरीर में फुर्ती आती है। त्वचा का रंग निखरता है।

पीलिया

एक गिलास गन्ने के रस में थोड़ा-सा अदरक का रस मिलाकर पीना पीलिया में लाभकारी होता है। दिन में दो-तीन बार अवश्य पियें।

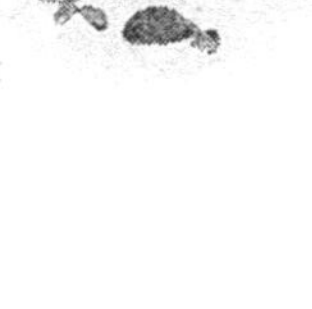

बदहजमी

एक चम्मच नींबू के रस में अदरक का रस और थोड़ा-सा काला नमक डालकर खाना खाने के बाद पीने से बदहजमी की शिकायत दूर हो जाती है।

एसिडिटी

अदरक और पिसा धनिया समान मात्रा (लगभग एक चम्मच) में लेकर खायें। इससे एसिडिटी से छुटकारा मिलेगा।

कुछ अन्य विशेष प्रयोग

- सतावर 9 ग्राम बारीक करके 250 ग्राम गर्म दूध के साथ 8 दिन खाने से बार-बार पेशाब आना ठीक होता है। कमर दर्द, धातु की बीमारी ठीक होगी। मर्दाना ताकत बढ़ेगी।
- कान में कीड़ा घुस जाये तो गर्म पानी में थोड़ा-सा नमक डालकर कान में डालें और कान को उल्टा कर दें। कीड़ा मर कर बाहर निकल जायेगा।
- अगर नाक में कोई चीज फंस जाये तो तम्बाकू पीसकर सूंघिये ताकि छींक आने पर फंसी हुई चीज बाहर निकल जाए।
- मछली का कांटा अगर गले में फंस जाए तो केला खा लें।
- किसी ने गलती से कांच खा लिया हो तो उबले हुए आलू खिलाएं या इसबगोल की भूसी 12 ग्राम दूध से खिला दें।
- आंख में मच्छर घुस गया हो तो उल्टे पांव पीछे की तरफ चलना शुरू कर दें मच्छर निकल जाएगा।
- हरा धनिया कूटकर उसका पानी निचोड़कर 25 ग्राम पिलाने से उल्टी रुक जाती है। इसको गर्भवती भी पी सकती हैं।
- हिचकी बन्द न हो रही हों तो पोदीने के पत्ते या नींबू चूस लीजिए।
- डी. डी. टी. पाउडर को पानी में घोलकर चारपाइयों में [illegible] से खटमल मर जाते हैं।
- **चूरन हाजमा**—अजवायन, काली मिर्च [illegible] लाहौरी, जीरा-सफेद, मोटी इला[illegible]

धनिया, पोदीना, सब 10-10 ग्राम, लौंग 3 ग्राम, काला नमक 10 ग्राम—सबको बारीक करके खुराक वजन 3 ग्राम ताजा पानी से या वैसे ही खाने से गैस, पेट दर्द को ठीक करके खाना हजम करेगा।

- आम की लकड़ी का कोयला बारीक पीसकर 100 ग्राम मात्रा में लाहौरी नमक 10 ग्राम, इलायची का तेल 10 ग्राम, सबको अच्छी तरह मिलाकर शीशियों में भरकर रख लें। एक बार के लगाने से ही दांत सफेद हो जाते हैं।
- **पायरिया नाशक दन्त मन्जन**—पीली पत्ती वाला तम्बाकू सौ ग्राम तवे पर डालकर हल्की आग पर चम्मच से हिलाते रहें, जब धुआं देना बंद हो जाए तो तवे से हटाकर बारीक पीस लें। 15 ग्राम लाहौरी नमक, 5 ग्राम काली मिर्च पीसकर मिला लें। रोजाना मलने से खून, पीप आना बन्द हो जाता है।
- **मोटा होना**—अगर आप मोटा होना चाहते हों तो 10 गिरी बादाम की रात को पानी में भिगोकर सुबह छिलका उतारकर बारीक करें और उमसें 30 ग्राम मक्खन और थोड़ी-सी चीनी मिलाकर डबल रोटी के 4 टुकड़ों में लगाकर खायें। ऊपर से एक पाव दूध पी लें। 6 महीने में मोटे हो जाएंगे और दिमाग भी तेज होगा।
- **बुखार**—तुलसी के हरे पत्ते 10 ग्राम, काली मिर्च 3 ग्राम बारीक करके काली मिर्च के बराबर गोलियां बनाकर सुखा लें। दो गोली सुबह दो गोली दोपहर तथा दो शाम गर्म पानी से खिलाएं। हर किस्म के बुखार के लिए अच्छा इलाज है।
- **सुन्दर बनो**—5 गाजर का रस, टमाटर का रस, चुकन्दर का रस सब 20-20 ग्राम रोजाना दो माह पीने से चेहरे की झाइयां, दाग, मुहांसे दूर होकर चेहरा सुन्दर और साफ हो जाता है।
- **निद्रा**—24 घंटे में मनुष्य को 16 घंटे कार्य करना चाहिए और 8 घंटे सोना चाहिए। अर्थात् समय का दो तिहाई भाग श्रम के लिए है और एक तिहाई भाग विश्राम के लिए। 8 घंटे से अधिक सोना विलास को बढ़ाता है तो 8 घंटे से कम सोना आलस्य की वृद्धि, कार्यक्षमता की हानि और पाचन शक्ति की क्षति

करता है। एक साथ 8 घंटे सोना उतना हितकर नहीं है जितना थोड़ा-थोड़ा करके नित्य 8 घण्टे की निद्रा लेना। निद्रा के लिए सर्वोत्तम क्रम निम्न प्रकार है—1. रात्रि 10 बजे से प्रातः 4 बजे तक = 6 घण्टे। 2. प्रातः ईश्वर प्रार्थना, शौच, स्नान, ध्यान, व्यायाम, प्रणायाम, भ्रमण तथा प्रातराश से निवृत्त होकर = आधा घंटा। 3 मध्याह्न भोजनोपरांत = एक घंटा।

- **शराब छोड़ना**—आप एक बोतल असली सौंफ का अर्क मिलाकर रखें जितनी शराब आप रोजाना पीते हैं। एक तोला उससे कम पीनी शुरू करें और बोतल में एक तोला सौंफ का अर्क मिला दिया करें। चालीस दिन करने से आपको शराब से छुटकारा बिना तकलीफ के मिल सकता है। शराब पीते वक्त जरूरत के अनुसार पानी मिला लें।
- **अफीम छोड़ना**—आप जितनी अफीम रोजाना खाते हैं उसी हिसाब से महीने की इकट्ठी लेकर एक बोतल में डालकर बोतल को पानी से भरकर अफीम अच्छी तरह पानी में मिलाकर तीस निशान लगा लें। एक दूसरी बोतल में अफीम के बराबर रसौत डालकर बोतल में पानी भर लें। अपने टाइम पर ही पीकर उतना ही रसौत वाला पानी अफीम वाली बोतल में डाल दिया करें। बिना परेशानी से अफीम छूट जाएगी।
- जाड़े के दिनों में जुकाम, सिरदर्द, छींकें तथा बुखार आने पर तुलसी के पत्तों के रस को शहद के साथ प्रयोग करें।
- अत्यधिक कफ से यदि गला बैठ जाये या रुंध ज़ाये तथा बोलने में दिक्कत हो तो तुलसी के ताजे पत्तों को सेंककर नमक के साथ चबायें।
- मुंह से बदबू आ रही हो तो तुलसी की कुछ पत्तियों को चबा लें। इससे मुंह की बदबू दूर हो जाती है।
- तुलसी की चाय पीने से ज्वर, आलस्य, सुस्ती अरुचि, दाह, वातविकार और पित्त विकार सब दूर हो जाते हैं।
- तुलसी के रस में शुद्ध मधु मिलाकर पीने से चक्कर आना दूर हो जाता है।
- तुलसी और अदरख का रस मिलाकर छोटे चम्मच भर दिन में दो बार गरम-गरम पीने से पेट की पीड़ा शांत होती है।

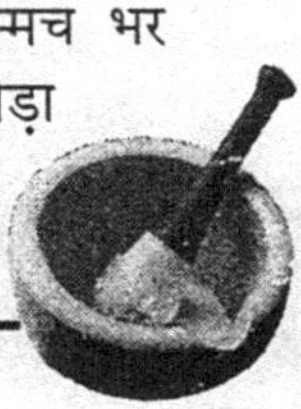

- जिस स्त्री के प्रसव काल में वेदना अधिक तीव्र होती हो यह यदि तुलसी की पत्तियों के रस का सेवन करे तो उसे उस पीड़ा से मुक्ति मिल सकती है।
- यदि दांत में कीड़े लग गये हों तो तुलसी के रस में थोड़ा कपूर मिलाकर और उसमें रुई भिगोकर उसे दांत पर रख दें। इससे कीड़े मर जाते हैं।
- चम्पा के सूखे पत्तों का चूर्ण नारियल के तेल में मिलाकर शरीर में लगाने से खुजली में राहत मिलती है।
- शहद एक चम्मच एक गिलास पानी में मिलाकर नित्य सुबह खाली पेट पीने से खाज-खुजली व दाद से मुक्ति मिलती है।
- आम के फलों की डंठल तोड़ने के बाद जो रस (चेंप) निकलता है, उसे दाद पर लगाने से राहत मिलती है।
- नींबू का रस व तुलसी की पत्तियों का रस मिलाकर दाद, खुजली व अन्य त्वचा के रोगों में लगाने व मलने से आराम मिलता है।
- चुकन्दर की पत्तियों के रस में शहद मिलाकर दाद पर लगायें। दाद में आराम पहुंचता है।
- पीली मिट्टी का बारीक चूर्ण पूरे शरीर पर लगाकर धीरे-धीरे मलें। गर्मी से निकली हुई घमोरियों और उनकी चुनचुनाहट में आराम मिलता है।
- तरबूज के छिल्के को सुखाकर जला लें। अब इस भस्म को एक्जिमा के घाव पर लगायें। अगर एक्जिमा सूखा है तो भस्म को सरसों के तेल में मिलाकर लगायें। नौ-दस दिन में आराम मिल जायेगा। दवा का सेवन करने के दिनों में कोई भी नशा न करें। मिर्च मसालों से भी परहेज करें।
- गेंदे की पत्तियों को कूटकर रस निकाल लें और इस रस को गुनगुना कर दाद पर मल कर छोड़ दें। लगातार लगाते रहने से दाद ठीक हो जाता है।
- हल्दी को सरसों के तेल में मिलाकर लगाने से शरीर के सभी प्रकार के चर्मरोग दूर हो जाते हैं।
- बेर की हरी पत्तियों और कोमल टहनियों को पीसकर फोड़े पर लगायें। फोड़ा ठीक हो जाता है।
- गेंदे के फूलों को जल में उबाल कर उस पानी से फोड़े-फुंसी और घावों को धोयें। आराम मिलता है।

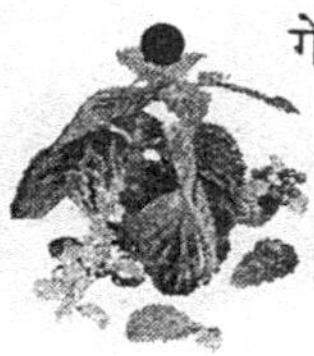

- काली मिर्च का एक ग्राम चूर्ण दस ग्राम गाय के घी में मिलाकर रोजाना सुबह खाली पेट तीन सप्ताह तक खायें। इससे शरीर में खुजली और दाद से छुटकारा मिलता है।
- बीस ग्राम नारियल के तेल में एक ग्राम कपूर मिलाकर पूरे शरीर पर लगायें। शरीर में उठती जलन, खाज और दाद से मुक्ति मिलती है।
- तुलसी की सूखी पत्तियों को पीसकर उसका उबटन चेहरे पर बदन पर लगायें। त्वचा की कोमलता बढ़ती है।
- तांबे के बर्तन में 24 घंटे तक नींबू का रस पड़ा रहने दें। फिर उसमें उतना ही काली तुलसी का रस और काली कसौंदी का रस डालकर धूप में रखकर गाढ़ा कर लें। उसके बाद त्वचा पर लगायें। इस नुस्खे से कुछ दिनों में ही सारे चर्मरोग दूर हो जाते हैं।
- सुबह-शाम नींबू के रस में तुलसी की पत्तियों का रस मिलाकर चेहरे पर मलने से चेहरे पर से काले धब्बे आदि दूर हो जाते हैं और चेहरे की आभा बढ़ जाती है।
- काली तुलसी के नियमित सेवन से शरीर पर से सफेद दाग दूर हो जाते हैं और शरीर की चमक भी बढ़ती है।
- लहसुन को तेल में गर्म करके उस तेल को कान में डालें। इससे कान-दर्द ठीक हो जाता है। सरसों के तेल में प्याज का रस मिलाकर गुनगुना कर लें और कान में डालें। इससे भी कान-दर्द ठीक होता है।
- दांत के दर्द में गोखरू फल उसी और बांधने से लाभ होता है।

❑ ❑

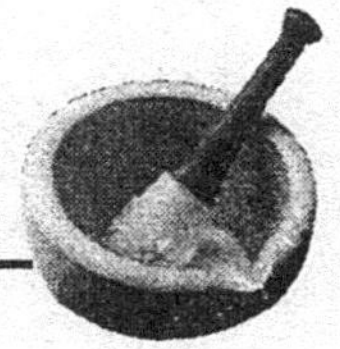

चाय

नींबू की चाय

सामग्री—एक नींबू, आवश्यकता के अनुसार मात्रा में जल और जल की मात्रा के लिए उचित मात्रा में शक्कर। चाय की पत्ती।

विधि—जितने कप चाय बनाना हो उतने कप पानी पतीली में डालकर आग पर रख दें और पानी के हिसाब से शक्कर डालकर उबलने दें। जब पानी उबलने लगे तब नीचे उतार कर चाय की पत्ती आवश्यक मात्रा में डालकर तुरन्त ढक्कन से ढक दें। 3-4 मिनट तक वैसे ही रहने दें, इसके बाद नींबू काटकर यथोचित मात्रा में नींबू को दबाकर जितना रस टपकाना (जल की मात्रा के अनुसार) उचित हो उतना रस टपका दें। इस चाय का रंग नारंगी और स्वाद खटमिट्ठा-सा होता है। बस, नींबू की चाय तैयार है।

लाभ—इसे चाय के स्थान पर, चाय की तरह दिन में 2-3 बार पी सकते हैं। बिना कोई हानि किये यह स्वादिष्ट चाय स्फूर्तिदायक तो होती ही है, यदि भोजन के एक घण्टे पहले पी जाए तो भूख बढ़ती है, यदि भोजन के एक घण्टे बाद पी जाए तो भोजन को पचाने वाली सिद्ध होती है। इस चाय को किसी भी ऋतु में पिया जा सकता है।

तुलसी की चाय

चाय पीने वाले रोगियों के लिये यह चाय बड़ी उत्तम है। जाड़े के दिनों में वैसे भी इसका सेवन किया जा सकता है। 65 तुलसी की पत्तियां और 8 काली-मिर्च दोनों को पाव भर पानी में उबालिए। अच्छी तरह औट जाने पर छान लें। दूध और मीठा डालकर चाय की तरह सेवन करना चाहिए। मामूली बुखार और जुकाम में इससे लाभ होता है।

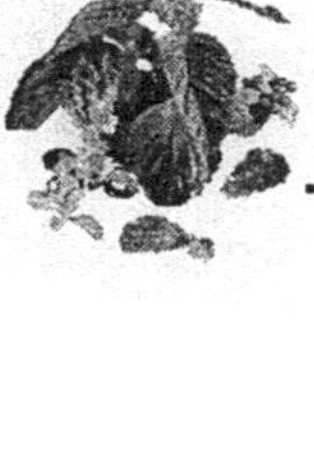

अदरक की चाय

ज़ुकाम, खांसी, श्वास और सर्दी के दिनों में यह बहुत लाभप्रद है। जुकाम को पका देने में तो यह रामबाण का ही काम करती है। 3 माशा अदरक और 1 तोला गुड़ दोनों को पाव भर पानी में उबालें, एक छटांक, शेष रहने पर छान लें और थोड़ा गर्म-गर्म ही पीकर कपड़ा ओढ़कर सो जाएं।

यह चाय काफी गर्म होती है। अतः प्रतिदिन इसका सेवन नहीं करना चाहिए। साधारण दशा में गुड़ के स्थान में बूरा या चीनी डाल सकते हैं। दूध भी मिला सकते हैं।

❑ ❑

फलों से उपचार

आम

- **पेचिश**—आम के पत्तों को छाया में सुखाकर कपड़छन कर लें। 6 ग्राम चूर्ण को गर्म पानी के साथ खायें। खाने में खिचड़ी खायें।
- **हाजमा**—मीठे आम का रस 20 ग्राम और सोंठ दो ग्राम पीसकर मिला लें। सुबह के वक्त पीने से जिनको खाना ठीक से हजम नहीं होता हो उनके लिए बहुत अच्छा है। 7 दिन पिएँ।
- **ताकत के लिए**—मीठे आम का रस सवा सौ ग्राम, दूध 250 ग्राम चीनी मिलाकर लस्सी की तरह बनाकर दो महीने तक शाम को पिएं। मर्दाना ताकत और शरीर की कमजोरी को ठीक करने के लिए बहुत बढ़िया है। बर्फ डालकर पी सकते हैं।
- **लू के लिए**—दो कच्चे आम आग में भूनकर उनका गूदा निचोड़कर 250 ग्राम पानी में थोड़ी बर्फ और चीनी मिलाकर दिन में दो बार पिएं। लू की बीमारी को ठीक करता है।
- **उल्टी गर्भवती**—आम का रस 20 ग्राम, अर्क गुलाब 20 ग्राम, कैल्शियम वाटर 20 ग्राम सबको मिलाकर दिन में 3 बार पिलाने से गर्भवती की उल्टी को फायदा करता है। यह एक खुराक का वजन है।
- **मन्जन**—आम के पत्ते छाया में सुखाकर जला कर बारीक पीसकर रोजाना मलने से खून बन्द करके दांत मजबूत करता है।
- मीठे आम का गूदा लेकर 250 ग्राम दही और जरूरत के मुताबिक चीनी और बर्फ मिलाकर लस्सी की तरह रगड़ कर रस बना लें। एक गिलास रोजाना पीने से खून बढ़ता है। शरीर को मोटा और तन्दुरुस्ती और चेहरे का रंग खिलता है। लू से बचाता है। इसके साथ रोटी खायें तो बहुत अच्छी लगेगी और भूख भी बढ़ेगी।

- कच्चे आम एक किलो छिलका उतारकर कद्दूकस पर रगड़ कर थोड़े से पानी में डालकर आग पर उबालकर फिर ठण्डा होने पर पानी निचोड़कर आधा किलो चीनी मिलाकर आग पर पकाएं। जरूरत के मुताबिक थोड़ा-सा पीला रंग खाने वाला भी चाहें तो मिला सकते हैं। जब पानी सूख जाए तो आग से उतारकर ठण्डा होने पर काँच के बर्तन में रख दें मन करे तो थोड़ा केवड़ा मिला लें।
- **शुगर**—आम के पत्ते जो पेड़ से झड़ गए हों उन्हें बारीक पीसकर 2 ग्राम ताजे पानी से 15 दिन तक खायें। मीठे का परहेज करें।

अनार

- **दांत मजबूत**—अनार के फूल छाया में सुखाकर बारीक करके मलने से खून बन्द और दांत मजबूत होते हैं।
- **पीलिया**—मीठे अनार के दानों का रस 50 ग्राम रात को लोहे के बर्तन में करके छत पर रख दें। सुबह थोड़ी कूंजा मिंश्री मिलाकर 20-25 दिन पिलाएं। कमलबाय, यरकान ठीक होगा। परहेज खटाई का करें।
- **खांसी**—मीठे अनार का छिलका 20 ग्राम, नमक लाहौरी 3 ग्राम बारीक करके पानी में 1-1 ग्राम की गोलियां बनाएं। दिन में तीन बार 2-2 गोली चूसें। खटाई का परहेज करें। 6 ग्राम अनार का छिलका थोड़े दूध में उबालकर पीने से काली खांसी को आराम मिलता है।
- **पेशाब के लिए**—अनार का छिलका बारीक करके 4 ग्राम ताजे पानी के साथ दिन में दो बार खाने से मसाने की गर्मी और पेशाब का बार-बार जाना ठीक होता है। दस दिन खाएं। परहेज—चावल न खाएं।
- **स्वप्न दोष**—कंधारी अनार का छिलका बारीक करके 3 ग्राम सुबह शाम पानी के साथ खाने से स्वप्न दोष ठीक होता है। दस दिन खाएं। खटाई का परहेज करें। रात को दूध न पिएं।
- **काली खांसी**—6 ग्राम अनार का छिलका थोड़े दूध में उबालकर पीने से काली खांसी को आराम पहुंचता है।

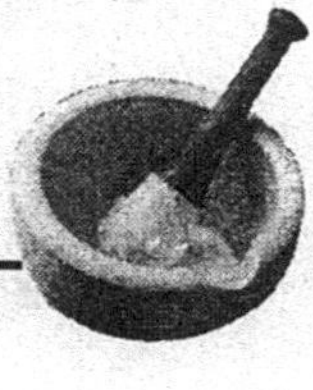

अंगूर

- **आंख के लिए**—मीठे अंगूर का रस कलई के बर्तन में आग पर पकायें। ज़ब रस गाढ़ा हो जाये तब शीशी में भरें। रात को सलाई से आंखों में लगायें। आंख की खारिश व बाल गिरने को रोकने में फायदा करता है।
- **नकसीर के लिए**—मीठे अंगूर का रस निचोड़कर नाक में डाल दें। फौरन खून बंद हो जाता है।
- **सूखी खांसी के लिए**—मुनक्का, मुलहेठी, बादाम की गिरी, समान भाग लेकर बारीक पीसकर चने के बराबर की गोलियां बना लें। दो-दो गोलियाँ दिन में चार बार मुंह में डालकर चूसें (मुनक्का के बीज निकाल दें।)
- **हाजमे की खराबी, सिर दर्द**—अंगूर का ताजा रस, 25 मि.ली. प्रतिदिन पिलाने से हाजमे की खराबी, पेट का फूलना, कब्ज, सिरदर्द, चक्कर आना, अफारा आदि में आराम देता है। दिन में दो बार दो चम्मच लें।
- **स्त्रियों के लिए**—अंगूर का ताजा रस 50 ग्राम रोजाना पिलाने से हाजमे की खराबी, पेट का फूलना, कब्ज, सिर दर्द, गशी दौरे, चक्कर आना, अफारा आदि में आराम देता है।
- **मिर्गी के लिए**—अकरकरा 10 ग्राम को बारीक करके 20 ग्राम मुनक्का में खूब रगड़कर माजून बना लें। मुनक्के के बीज निकालकर फेंक दें। वज़न खुराक 2 ग्राम 15-20 दिन दूध के साथ सेवन करें, यह कौड़ियों की दवा है। देखें कितना फायदा करती है। कुछ पूछने के लिए अपना पूरा पता लिखें।

अमरूद

अमरूद खाने से आंखों में तरावट आती है और पेट की कब्ज दूर होती है। अमरूद को भोजन से पहले ही खाना चाहिये, भोजन के बाद अमरूद खाने से कब्ज दूर होती है। कब्ज वाले रोगियों को नाश्ते में अमरूद लेना चाहिये। अजीर्ण और गैस दूर होगी। भूख लगेगी, सैंधा नमक के साथ खाने से पाचन शक्ति बढ़ती है।

दस्त—अमरूद की कोमल पत्तियां उबालकर पीने से पुराने दस्तों में लाभ होता है।

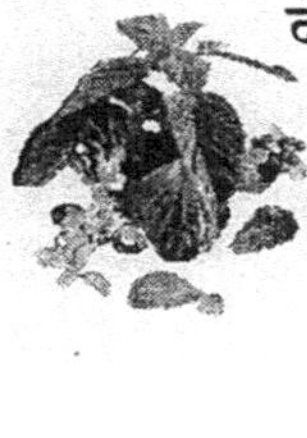

दंत पीड़ा—अमरूद के पत्तों को चबाने से दांतों की पीड़ा दूर होती है या अमरूद के पत्तों का पानी में उबालकर कुल्ले करें, दांतों का दर्द, मसूड़ों का दर्द, सूजन को दूर करता है।

कूकर खांसी—अमरूद को भूमल में रख कर सेंककर खाने से कूकर खांसी ठीक हो जाती है। या कच्चे अमरूद का छिलका चबाकर उसका रस चूसने से खाँसी को आराम होता है।

कब्ज—250 ग्राम अमरूद खाकर ऊंपर गर्म दूध पीने से कब्ज दूर होता है। पुराने कब्ज के रोगियों को सुबह-शाम अमरूद खाना चाहिये।

आंवला

- **कब्ज**—रात को सोते समय दो या तीन माशा सूखे आंवलों का चूर्ण दूध के साथ लेने पर प्रातःकाल खुलकर पेट साफ हो जाता है।
- **भूख न लगना**—सूखे आंवलों का चूर्ण पानी के साथ लेने पर खूब भूख लगती है। वजन 5 ग्राम।
- **बवासीर**—सूखे आंवले को बारीक पीसकर चूर्ण बना लें। 6-6 ग्राम की मात्रा में सुबह-शाम गाय के दूध के साथ लें।
- **चौड़ी योनी**—आंवला वृक्ष की छाल चौबीस घंटे पानी में भिगोयें। उसके बाद पानी को छान फैली योनि को रोज उसी से धोयें तो वह टाइट हो जायेगी।
- **शक्ति के लिए**—सूखे आंवले के चूर्ण को 6 ग्राम रोज गाय के दूध के साथ खाने से मर्द का वीर्य अधिक शक्तिशाली बनता है। शरीर में शक्ति आ जाती है रक्त शुद्ध होता है तथा सभी वीर्य-विकारों जैसे-स्वप्नदोष, शीघ्रपतन आदि का शमन होता है।
- **पेट और आंतों के छाले**—ताजे आंवले के रस को शहद के साथ कुछ दिन तक सेवन करने से पेट और आंतों के छाले ठीक हो जाते हैं। खुराक 2 चम्मच।
- **बलगम के लिए**—सूखा आंवला 2 माशा, 2 माशा मुलहठी बारीक करके दिन में दो बार गर्म पानी के साथ लेने पर बलगम साफ हो जाता है।
- **सर चकराना**—गर्मियों में चक्कर आते हों, जी घबराता हो तो आंवले का शर्बत पियें।

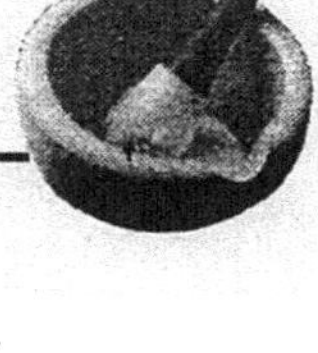

- **ल्यूकोरिया**—आंवला 3 ग्राम बारीक करके 6 ग्राम शहद में मिलाकर दिन में एक बार 15 दिन खाएं। खटाई का परहेज करें।
- **दिल की धड़कन**—जिन आदमियों का दिल बहुत धड़कता हो, 50 ग्राम आंवले के मुरब्बें पर चांदी के बर्क लगाकर सुबह निहार मुंह 20 दिन खायें बहुत फायदा करता है।
- **गठिया**—एक गिलास पानी में 25 ग्राम सूखे आँवले, (गुठली निकालकर) तथा 50 ग्राम गुड़ डालकर उबालें। चौथाई पानी शेष रह जाने पर इसे छानकर नित्य दो बार पिलायें। खाने में बिना नमक की रोटी, मूंग की दाल में सैंधा नमक, काली मिर्च डालकर खायें तथा हवा से बचाव रखें।

सेब

- **सिर दर्द पुराना**—एक मीठा सेब काटकर नमक लगाकर निराहार मुँह चबाकर 15 दिन खाने से सिर दर्द को आराम करता है।
- **दिमाग की कमजोरी**—खाना खाने से दस मिनट पहले एक मीठा बिना छिला सेब दस दिन खाएं, दिल दिमाग को ताकत देता है।
- **पेट की गैस**—एक मीठा सेब लेकर उसमें 10 ग्राम लौंग चुभो दें। दस दिन बाद लौंक निकालकर 1 लौंग रोजाना पानी से खायें। परहेज चावल व बादी की चीजें न खायें।
- **ताकत के लिए**—एक मीठा अम्बरी सेब जिसमें जितने लौंग आ सकें चुभोकर किसी चीनी के बर्तन में आठ दिन तक पड़ा रहने दें। आठ दिन बाद लौंग निकालकर सीसी में रख दें और रोजाना 2 लौंग बारीक करके सुबह दूध से 20 दिन तक खायें। मर्दाना ताकत पैदा करता है। नीचे लिखा तेल इस्तेमाल करोगे तो दुगना फायदा होगा। लौंग सुस्ती के लिए बढ़िया चीज़ है, वे लौंग की बीमारी को भी ठीक करेगी। धातु के मरीज न खायें।
- **दिल की कमजोरी**—सेब का मुरब्बा 50 ग्राम चांदी के दो वर्क लगाकर सुबह के वक्त सेवन करें। दिल की कमजोरी, दिल का बैठना ठीक करेगा। 15 दिन तक खायें।
- **नुस्खा तेल**—10 ग्राम लौंग, 60 ग्राम चमेली के तेल में आग पर जलाकर कपड़े में छानकर शीशी में रख लें। रात को थोड़ा तेल इन्द्री पर लगाकर 2 मिनट मालिश करें, खराब नसें ठीक होकर खूब सख्ती आ जाएगी।

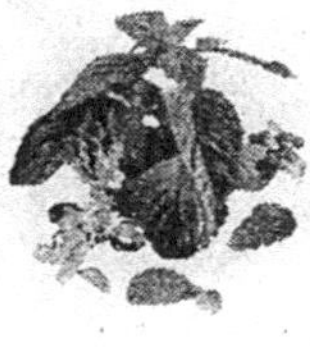

केला

- **आंतों के मर्ज के लिए**—दो केले 150 ग्राम दही के साथ कुछ दिन खाने से दस्त, पेचिश संग्रहणी को फायदा करता है।
- **मुँह के छालों के लिए**—जबान पर छाले पड़ने पर गाय के दूध की दही के साथ केला कुछ दिन इस्तेमाल करें, फायदा करेगा।
- **नकसीर**—एक पका हुआ केला शक्कर मिला के दूध के साथ आठ दिन खाएं।
- **बबासीर के लिए**—एक पका हुआ केला शक्कर मिला हुआ दूध के साथ 8-10 दिन खायें।
- **मोटा होना**—दो पके केले खाकर ऊपर से 250 मि.ग्रा. दूध प्रतिदिन 2 माह तक पियें। मोटे हो जायेंगे। यदि अफारा करे तो न खायें।
- **दमा, सांस एवं खांसी के लिए**—केले के छिलके को सुखाकर जलाइये (उपलों में) फिर बारीक पीसकर एक शीशी में रख लें। दमा, सांस, खांसी में 3 ग्राम की मात्रा में रात को सोते समय गुनगुने पानी से पंद्रह दिन तक खिलायें। चावल का परहेज करें।

जामुन

- **पेशाब का बार-बार आना**—जामुन की गुठली बारीक करके चार-चार ग्राम सुबह-शाम 100 ग्राम ताजे पानी से लें। 20 दिन खायें। खूनी दस्त को बहुत फायदा करता है।
- **माहवारी के लिए**—जामुन की हरी ताजा छाल 20 ग्राम पानी में रगड़ छानकर सुबह-शाम पिलाने से माहवारी का खून ज्यादा आने को कम करने में मदद करता है।
- **ल्यूकोरिया**—जामुन की हरी ताजी छाल छाया में सुखा कर बारीक करके 4-4 ग्राम सुबह-शाम बकरी या गाय के दूध के साथ खाने से औरतों के प्रदर रोग को फायदा करता है।
- **दांतों के लिए**—जामुन की हरी छाल बारीक करके मंजन की तरह मलने से दांतों की सब बीमारियों के लिए बहुत लाभदायक होती है।

- **खूनी दस्त**—जामुन की गुठली बारीक पीस करके 4-4 ग्राम सुबह-शाम एक कप ताजे पानी से लें। बीस दिन तक खायें। खूनी दस्तों में बहुत फायदा करता है।
- **धातबंद**—जिनका मसाना कमजोर हो और स्वप्नदोष की शिकायत हो, जामुन की गुठलियों को बारीक कूट-छानकर चूर्ण बना लें। तीन ग्राम की मात्रा में शाम को ताजे पानी के साथ तीस दिन तक खायें। गुड़, तेल, खटाई, मिर्च का परहेज करें।
- **गले के लिए**—जामुन की गुठलियों को बारीक पीसकर शहद में मिलाकर बेर के बराबर की गोलियां बनायें। मुंह में डालकर चूसते रहें। बन्द गला ठीक होगा, आवाज का भारीपन ठीक होगा।
- **शुगर**—जामुन की गुठली और छाल को सुखाकर कूट-छानकर चूर्ण बना लें। 6-6 ग्राम की मात्रा में सुबह-शाम ताजे पानी से लेते रहें। 30 दिन तक प्रयोग करने से शुगर की बीमारी में लाभ होगा।

नींबू

- **पेट दर्द के लिए**—नमक, अजवायन, जीरा, चीनी सब दो-दो ग्राम बारीक करके थोड़ा नींबू निचोड़कर खाने से दर्द को फायदा करता है। गर्म पानी से खायें।
- **कब्ज**—दो नींबू का रस, सुबह शौच के बाद, पुनः शाम को 250 मि.ली. पानी के साथ पीने से कब्ज दूर होती है।
- **अजीर्ण**—नींबू के रस में जायफल पीसकर चाटने से अजीर्ण में लाभ होता है अथवा भोजन से पूर्व नींबू, अदरक और सैंधा नमक मिलाकर चबाकर खाने से अजीर्ण खत्म होता है। और भूख खुलकर लगती है।
- **दांत दर्द**—थोड़ा लौंग पीसकर नींबू (निचोड़कर) मलने से दर्द ठीक होता है। खाने का सोड़ा मलने से भी दर्द ठीक होता है।
- **पेचिश**—आधा पाव ताजा पानी में नींबू निचोड़कर दिन में तीन बार पियें, पेचिश को फायदा करेगा।
- **सिर चकराना**—पेट की गैस की वजह से सिर चकराता हो, दौर पड़ता हो तो एक प्याली गर्म पानी में नींबू निचोड़कर आठ दिन पिलाएं। सिर का चकराना जल्दी ठीक हो जाएगा।

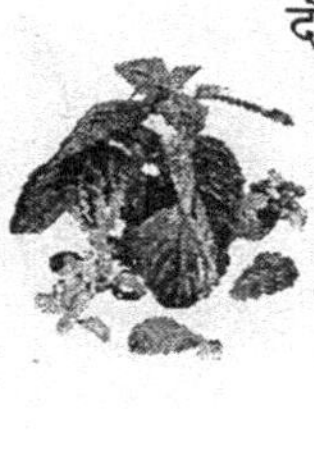

- **सीने में जलन**—250 ग्राम ठंडे पानी में नींबू निचोड़कर पीने से सीने की जलन और दिल घबराने में आराम देता है।
- **खूनी बवासीरं**—1 नींबू काटकर 4 ग्राम कत्था पीसकर नींबू पर छिड़क दें और रात को छत पर रखें, सुबह दोनों टुकड़े चूस लें। खून बन्द करने के लिए एक बढ़िया दवा है। 5 दिन इस्तेमाल करें।
- **मोटापा दूर करना**—1 नींबू 250 ग्राम पानी में निचोड़कर निराहार मुंह पियें। गर्मियों में दो महीने पीने से जिस्म हल्का हो जाता है।
- **नुस्खा पेट के रोग**—त्रिफला, अजवायन, काला नमक 50-50 ग्राम, काली मिर्च 1-1 तोला, घी ग्वार आधा किलो सबको कूटकर छानकर घी ग्वार के छोटे-छोटे टुकड़े करके मिट्टी के बर्तन में 15 दिन तक धूप में रखें, नमक सेंधा 30 ग्राम मिलायें। दवा तैयार है। पेट में बाय, दर्द, कब्ज, भूख का न लगना इत्यादि के लिए दो टुकड़े गर्म पानी के साथ दिन में दो बार खाने के बाद खायें। पेट के रोग दूर होंगे। पेट का फूलना, जी मिचलाना, खट्टी डकार आना बन्द होगा। गैस को ठीक करेगा।
- **मुहांसे**—एक तोला मलाई में चौथाई नींबू निचोड़कर रोजाना मुंह पर लगाने से चेहरे का रंग साफ होगा तथा मुंहासे खत्म हो जाएंगे। गीले मुहासों पर न लगाएं।
- **उल्टी के लिए**—आधे नींबू का रस, एक छटांक पानी, एक माशा छोटी इलायची के दाने सबको मिलाकर दो-दो घंटे बाद पिलायें। उल्टी बंद करने के लिए बहुत अच्छा नुस्खा है।
- **आधा सीसी में**—नींबू के रस की दो बूंदें, कान में डालने से सिरदर्द खत्म होता है।
- **दंत मंजन**—नींबू के छिलकों को धूप में सुखाकर बारीक पीस लें। यह मंजन दांतों को साफ करने के साथ-साथ मुंह की बदबू को भी दूर करता है।

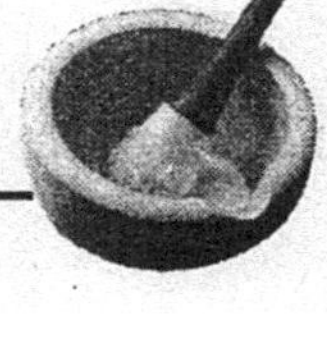

नारियल के प्रयोग

नारियल सब फलों में उत्तम फल माना जाता है अत: इसे श्रीफल भी कहा जाता है और शुभ एवं मंगल कार्यों में इस फल को प्रमुखता से प्रयोग में लिया जाता है। सम्मान पूर्वक भेंट में देने के लिए भी नारियल ही काम में लिया जाता है। इसे मंगलकारी माना जाता है अत: मंगल कलश पर रखने, पूजा के प्रसाद में और देवी-देवताओं को भेंट चढ़ाने में नारियल ही प्रयोग किया जाता है। संस्कृत भाषा में इसे कई गुणवाचक नामों से पुकारा जाता है। यह समुद्र के किनारे वाले भागों तथा दक्षिण भारत में, विशेषकर केरल प्रान्त में बहुतायत से पैदा होता है।

गुण—नारियल का गोला (गिरी) शीतल, देर से पचने वाला, मूत्राशय का शोधन करने वाला, ग्राही, पुष्टिकारक, बलदायक और वात, पित्त, रक्तविकार तथा दाह नाशक है। इसका कच्चा फल पित्त ज्वर और पित्त विकार को नष्ट करता है। इसका पानी शीतल, हृदय को प्रिय, अग्नि प्रदीपक, वीर्यवर्द्धक, हल्का, प्यास तथा पित्त को नष्ट करने वाला, मधुर और मूत्राशय का परम शुद्धि करने वाला है। इसका तेल कॉडलिवर आयल (Cod Liver Oil) का उत्तम प्रतिनिधि है तथा केशवर्द्धक, मालिश और घाव के लिए उपयोगी है।

उपयोग—इसका एक उपयोग धार्मिक, पूजापाठ और मंगलकार्यों में होता है जिसका वर्णन ऊपर किया जा चुका है। इसकी सूखी और पकी गिरी का उपयोग खाने-पीने के व्यंजनों में और केश तेल बनाने में तथा कच्ची गिरी का उपयोग प्राय: प्रसाद के रूप में किया जाता है। यह केशों की रक्षा करने वाला तथा चर्मरोगों में हितकारी है। इसके तेल में कपूर डालकर त्वचा पर लगाने से त्वचा निरोग, मुलायम और चिकनी रहती है तथा सिर के बालों में लगाकर मालिश करने से सिर की रूसी (फ्यास) नष्ट होती है और बाल मजबूत तथा लम्बे होते हैं। कच्चे नारियल का दूध और काला जीरा मिलाकर लेप बनाकर लू से ग्रस्त व्यक्ति के शरीर पर लेप करने से रोगी को शान्ति का अनुभव होता है। कच्चा नारियल पौष्टिक, बलवर्द्धक और पेशाब की जलन व रुकावट दूर करने वाला है। कच्चे नारियल की गिरी के 2-3 टुकड़े 1-2 बताशे के साथ प्रतिदिन खाना चाहिए। इस प्रयोग से त्वचा का रंग निखरता है, उष्णता एवं पित्त का शमन होता है, चेहरे पर निखार आता है और बाल घने व लम्बे होते हैं।

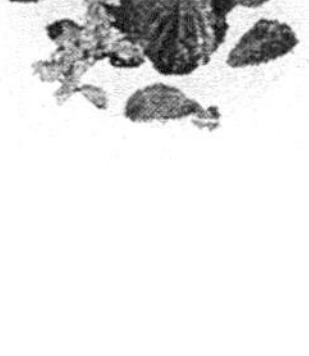

कुछ विशेष प्रयोग

- दिल में दर्द न हो तो दिल की महत्ता समाप्त हो जाती है। "दिल दिया और दर्द लिया", अगर दिल में दर्द हो तो आसान इलाज है, जिसके लिए दिल में दर्द है, उससे मिल लो या फिर दो केले 10 ग्राम शहद में मिलाकर खा लेने से दिल के दर्द में फायदा होगा। जबान पर छाले पड़ जाने पर न तो तीखी भोजन सामग्री खाई जा सकती है और न चटपटे भोज्य पदार्थ, जबान में छाले पड़ जाने पर गाय के दूध में केला खाने से कुछ दिनों में आराम हो जाएगा।

- दुबला-पतला आदमी मोटा हो जाना चाहे तो भी केला आपकी मदद कर सकता है। एक महीने आपको प्रतिदिन दो केले खाने हैं। केला खाने के बाद 250 ग्राम गाय का दूध पीने से आपके शरीर का वजन बढ़ जाएगा।

- एक अनार और सौ बीमार, जी हां जनाब, अनार भी आपके काम आ सकता है। आपके मुंह से बदबू आने पर परेशान होने की जरूरत नहीं है। दो मीठे अनार के छिलके पानी में उबाल कर उससे कुल्ला करने से मुंह की बदबू मिट सकती है। अमरूद के पत्तों को डालकर पानी में उबाल लें। ठंडा करके इस पानी से सुबह-शाम कुल्ले करें। पायरिया, खून निकलना, कीड़ों आदि का नाश होता है। सेब खाना पेट के कीड़े मारने का आसान तरीका है। रात को विश्राम करते समय तीन मीठे सेब खाने से पेट के कीड़े मर जाते हैं।

- बरगद को बेसहारों का सहारा कहा जाता है। बरगद का फल कई काम में प्रयोग में आता है। अनेक प्रकार की बीमारियों का इलाज बरगद के फलों से किया जा सकता है। बरगद के मीठे फल भूख को तो शांत करते ही हैं, किन्तु इसको खाने से मनुष्य वीर्यवान एवं ओजस्वी हो जाता है। बरगद के कच्चे फल सुखा कर इनके 10 से 15 ग्राम तक सूखा चूर्ण को सुबह-शाम फांक लें और बाद में गाय का दूध

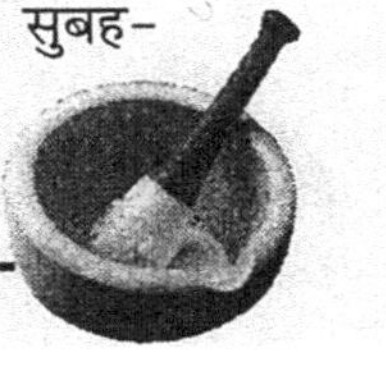

मिलाकर घी के साथ इसका प्रयोग करें। सुबह-शाम टहलने का व्यायाम करें। इससे आपकी काम शक्ति में आई हुई कमी पुनः वापस आ जाएगी।

- भगवान श्रीकृष्ण स्वयं पीपल के उपासक थे। पीपल के पेड़ को सबसे अधिक दिव्य गुणों वाला माना गया है। पीपल के सूखे फलों के चूर्ण की फंकी 4 ग्राम गाय के दूध के साथ पीने से संतानहीन स्त्री को फायदा होता है। पीपल के दो ताजे फलों को खाने से सीने की जलन से मुक्ति मिल सकती है।
- पपीता और बेलपत्र कब्ज नाशक होते हैं और भूख बढ़ाकर पाचन सुचारु बनाते हैं

❑ ❑

सब्जियों से उपचार

आलू

आलू विश्व के कोने-कोने में पैदा होता है। अधिकतर यह सब्जी के रूप में खाया जाता है। यह शुष्क और गर्म प्रकृति का है। आलू में कार्बोहाइड्रेट, प्रोटीन, फास्फोरस, लोहा और कैल्शियम तत्व होते हैं। आलू के प्रयोग से रक्त वाहनियां, लम्बी आयु तक लचकदार बनी रहती हैं, तथा कठोर नही होने पाती हैं। इसलिए इसे खाकर लम्बी आयु प्राप्त की जा सकती है। इसका सर्वोत्तम प्रयोग गर्म राख (भूमल) में भूनकर, या हल्की आंच पर भूनकर छिलका उतारकर खाने में हैं। इसका विभिन्न रोगों में प्रयोग होता है।

- **गठिया**—गर्म राख (भूमल) में चार पांच आलू भूनकर उनका छिलका उतार कर नमक मिर्च लगाकर नित्य खाने से गठिया रोग ठीक हो जाता है।
- **सूजन या जोड़ों में दर्द**—घुटनों में सूजन या जोड़ों में किसी प्रकार की बीमारी हो तो कच्चे आलू को पीसकर लगाने से बहुत लाभ होता है।
- **गुर्दे की पथरी**—गुर्दे में पथरी होने पर रोगी को आलू का सेवन कराते रहने से भी काफी आराम होता है। पथरी के रोगी को बार-बार आलू खिलाकर और बार-बार अधिक पानी पिलाते रहने से पथरिया व रेतं पेशाब के रास्ते से निकल जाती है।
- **आंखों में जाला या फूला**—कच्चे आलू को पत्थर पर घिसकर काजल की तरह लगाने से जाला, फूला साफ हो जाता है।
- **अम्लता** (Acidity)—जिस रोगी की पाचन क्रिया ठीक नहीं है और खट्टी डकारें आती रहती हैं उन्हें भूमल या बालू में भुना आलू, नमक और काली मिर्च लगाकर खिलायें। यह कब्ज और अंतड़ियों की

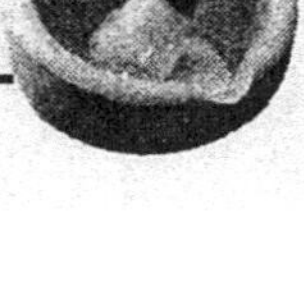

सड़ांध दूर करता है। आलू में उपस्थित पोटेशियम साल्ट तत्व अम्लपित्त को रोकता है। भुना हुआ आलू गेंहू की रोटी से आधे समय में पच जाता है और शरीर में गेहूं की रोटी से प्राप्त होने वाले पौष्टिक पदार्थों से अधिक पौष्टिक पदार्थ सुलभ कराता है।

अदरक

- **खांसी के लिए**—अदरक का रस 12 ग्राम, शहद 12 ग्राम दोनों को गुनगुना कर दिन में दो बार पियें। खांसी के लिए बढ़िया दवा है। परहेज—खटाई, दही, लस्सी का सेवन न करें।
- **भूख की कमी**—6 ग्राम अदरक बारीक काटकर थोड़ा-सा नमक तथा नींबू डालकर खाना खाने से 15-20 मिनट पहले लें। हाजमा ठीक होगा, भूख खुलकर लगेगी, पेट की वायु साफ होगी।
- **उल्टी बंद**—अदरक, प्याज, पोदीने का रस, दो चम्मच पिलाने से उल्टी बंद हो जाती है।
- **बन्द गला व जुकाम**—अदरक का रस तथा शहद बराबर मात्रा में लेकर दिन में दो बार पिलायें।
- **मसूड़ों का फूलना**—तीन ग्राम सौंठ दिन में एक बार ताजा पानी के साथ फंकी लें। तीन चार दिन प्रयोग करने से दांत दर्द एवं मसूड़ों का फूलना ठीक होगा।

मूली

- **दाद के लिए**—मूली के बीज, गंधक, आमलसार, गूगल 20-20 ग्राम, नीला तूतिया 1 ग्राम। सबको बारीक करके आधा पाव पानी में घिसकर रख लें। दाद पर लगायें। कुछ दिन के बाद दाद ठीक होगा।
- **पेशाब के लिए**—मूली का अचार जिसमें नमक और काली मिर्च हो रोजाना खाने से तिल्ली और पेशाब लगकर और कतरा आने को फायदा करता है।
- **बबासीर**—20 ग्राम रसौत को मूली खोखली करके उसमें भरकर मुँह बंद करके उपलों की आग पर भस्म

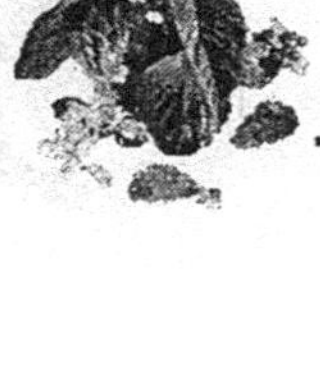

कर लें। दूसरे दिन रसौत निकाल कर मूली के रस में मोटे बेर के बराबर गोलियां बनायें एक गोली सुबह एक शाम को पानी से खाने से मुफीद है। गर्म चीज का परहेज करें।

- **दर्द गुर्दा**—कलमीशोरा 15 ग्राम, मूली का रस 125 मि.ली. में खरल कर झरवेरी के आकार की गोली बनायें। 1 गोली प्रातः 1 गोली शाम पानी के साथ।
- **पथरी**—मूली के बीज 35 ग्राम को आधा लीटर पानी में उबालें। जब पानी जलकर आधा रह जाये तो छानकर पियें। कुछ दिनों के प्रयोग से मूत्राशय की पथरी गलकर निकल जाती है। या मूली का रस 20 मि.ली. की मात्रा में निकालकर, हर चार घंटे बाद प्रतिदिन तीन बार पियें। तथा मूली के कच्चे पत्तों को चबा-चबाकर खायें। मूत्राशय की पथरी चूरा-चूरा होकर पेशाब के साथ बाहर आ जायेगी। यह प्रयोग 2-3 माह तक करें।
- **अम्लपित्त**—गर्मी के प्रभाव से खट्टी डकारें आ रही हों तो एक कप मूली के रस में मिश्री मिलाकर पीने से लाभ होता है।
- **पीलिया**—एक कच्ची मूली नित्य प्रातः उठते ही खाने से कुछ दिनों में पीलिया ठीक हो जाता है। अथवा मूली के पत्तों का रस 125 मि.ली. में, 30 ग्राम चीनी मिलाकर छानकर प्रातः निहार मुंह पिलायें। एक सप्ताह में रोगी ठीक हो जायेगा।

टमाटर

- **शक्तिवर्द्धक**—प्रातःकाल नाश्ते में एक गिलास टमाटर के रस में थोड़ा शहद मिलाकर पीने से चेहरा टमाटर की तरह लाल निकल आयेगा। यह दस्त साफ लाता है। रक्तचाप को घटाता है। और स्मरण शक्ति को बढ़ाता है। रस पीने के बाद एक घंटे तक कुछ न लें।
- **पीलिया**—टमाटर का रस नित्य एक गिलास पीने से पीलिया ठीक हो जाता है।
- **कमजोरी**—टमाटर का सूप बनाकर पीने से यह भूख बढ़ाता है, रक्ताल्पता को दूर करता है, थकावट, क़मजोरी दूर कर चेहरे की कांति को बढ़ाता है।

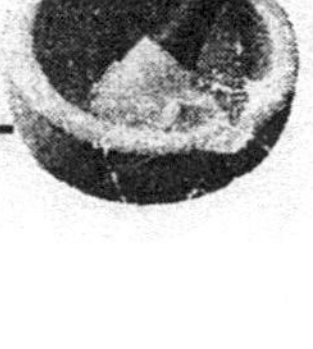

- **कृमिनाशक**—सवेरे निहार मुंह टमाटर, काली मिर्च और नमक मिलाकर खाने से पेट के कृमि (कीड़े) मर जाते हैं।

गुणकारी है गाजर

- **दर्द आधा सिर**—दर्द आधा सिर के लिए गाजर के पत्तों का पानी गर्म करके नाक और कान में डालें।
- **पथरी**—गाजर के बीज और शलजम के बीज 20-20 ग्राम लें और मूली को अन्दर से खोखला करके गर्म राख में भुरते की तरह भून लें। जब भुन जाए तो बीज निकालकर पीस लें। 6 ग्राम सुबह-शाम पानी के साथ एक महीना खाएं। बन्द पेशाब खुलेगा और पथरी टूट कर निकल जाएगी।
- **माहवारी के लिए**—गाजर के बीज 30 ग्राम कूटकर 500 ग्राम पानी में उबालें, जब पानी आधा रह जाए तो थोड़ी शक्कर डालकर 2-3 दिन पिलायें, माहवारी खुलकर आ जाती है।
- **जिगर की गर्मी**—गाजर 100 ग्राम, गुड़ 100 ग्राम, 3 पांव पानी में रात को आग पर पका लें। जब गाजर गल जायें तो सुबह चांदी के दो वर्क लगाकर खायें। जिगर की गर्मी और पीलिया को फायदा करेगी। 10 दिन खायें। दिल को भी ताकत देती है।
- **ताकत के लिए**—1 किलो गाजर कद्दूकस में घिस लें फिर 4 किलो दूध में पका लें। चीनी आधा किलो डालें। जब दूध सूख जाए तो एक पांव देसी घी और 5 अण्डे डालकर भून लें। रोजाना 60 ग्राम खाकर ऊपर से दूध पी लें। एक महीना खायें। मर्दाना ताकत के लिए बढ़िया चीज है। दिमाग को भी ताकत देता है।

बड़े काम की है प्याज

प्याज का प्रचलन लगभग प्रत्येक भारतीय रसोई में कच्चे एवं पक्के दोनों रूपों में किया जाता है। इसका लैटिन नाम ऐलियम सिफा है। यह जमीन के अंदर बढ़ती है। इसकी ऊपरी शक्ल गहरे कत्थई, लाल तथा सफेद रंगों में होती है। प्याज की प्रकृति गर्म और खुश्क

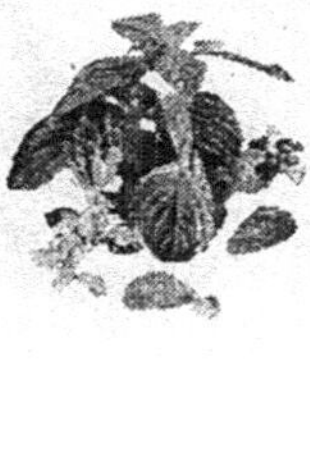

होती है। रसोई में इसकी पैठ मध्य तथा उत्तर भारत में बहुतायत से है। इसे गरीबों की 'कस्तूरी' कहा जाता है। इसका उत्पादन गर्मी में ज्यादा होता है। यही कारण है कि गर्मी में लगने वाली 'लू' का इलाज भी यही प्याज है। प्याज में विटामिन सी, लोहा, गन्धक, तांबे जैसे बहुमूल्य खनिज पाये जाते हैं, जिनसे शारीरिक शक्ति बढ़ती है। खाने के साथ कच्चे प्याज का सेवन लाभदायक होता है। जहां पर इसका उपयोग शाकाहार अथवा मांसाहार व्यंजनों को स्वादिष्ट बनाने में किया जाता है, वहीं पर प्याज के कई औषधीय फायदे भी हैं—

- प्याज का रस कनपटियों और छाती पर मलने से 'लू' नहीं लगती। खाने के साथ कच्चे प्याज का सेवन लाभदायक होता है।
- कान में दर्द अथवा मवाद बहने की शिकायत होने पर प्याज के रस को (5-6 बूंदें) हल्का गर्म कर कान में डालने से आराम मिलता है।
- गाय के ताजे दही के साथ कच्चा प्याज काटकर खाने से आंव अथवा खून के दस्त में आराम मिलता है। प्याज का रस नाभि पर लेप करने से दस्त बंद हो जाते हैं।
- आधा कप सफेद प्याज के रस में गुड़ और पिसी हल्दी मिलाकर प्रात: व शाम को पीने से पीलिया में लाभ होता है। छोटे प्याज को छीलकर चौकोर काटकर सिरके या नींबू के रस में भिगो दें, ऊपर से नमक व काली मिर्च डाल दें। पीलिया का यह शर्तियां इलाज है।
- प्याज से हृदय-धमनियों में रुधिर के थक्के नहीं बनते और इस प्रकार हृदय संभावित क्षतियों से बचा रहता है।
- यदि किसी कुत्ते नें काट दिया हो, तो कटे हुए स्थान पर प्याज को पीसकर शहद के साथ मिलाकर लगाने पर विष का प्रभाव जाता रहता है।
- सरसों का तेल व प्यांज का रस मिलाकर मालिश करने से गठिया के रोगी को लाभ पहुंचता है।
- प्याज को कूट कर सूंघने से खांसी, सांस-गले के रोग, टॉन्सिल फेफड़े के कष्ट दूर होते हैं।
- प्याज के रस में शहद मिलाकर चाटने से दमा और खांसी में आश्चर्यजनक सुधार आता है।

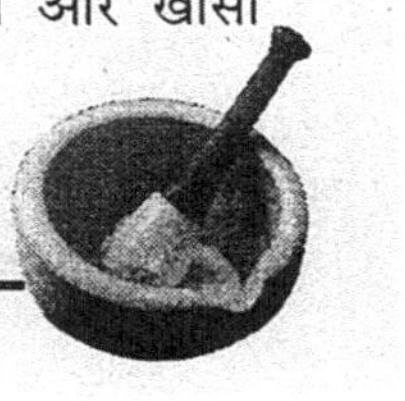

- प्याज का रस नाक व गले के संक्रमण को दूर करता है।
- यह जुकाम की सर्वोत्तम औषधि है। कच्चा प्याज खाने से जुकाम का पानी नाक से बहना बंद हो जाता है।
- दांत या मसूड़े में दर्द होने पर कच्चे प्याज का टुकड़ा उस जगह पर रख देने से दर्द कम हो जाता है।
- प्याज व अदरक का रस मिलाकर देने से उल्टी बंद हो जाती है।

पुदीना

भोजन में पुदीना का जितना महत्व है, उतना अन्य किसी शाक, सब्जी या फल का नहीं है। चाहे शर्बत बनाना हो या खुशबूदार चटनी का स्वाद लेना हो अथवा कढ़ी में भीनी खुशबू लानी हो, पुदीने को ही प्रयोग में लीजिए।

सर्वसुलभ सस्ता एवं रोगनाशक पुदीना हमारे देश में लगभग हर जगह उपलब्ध है। पुदीना अपच एवं दमा जैसे रोगों से भी मुक्ति दिलाता है। पुदीने का सर्वाधिक उत्पादन गुजरात में होता है। यूं विश्व में सबसे अधिक पुदीने का उत्पादन चीन में होता है।

- पुदीना वातनाशक होता है। यदि आपने भोजन अधिक कर लिया है या पाचन संबंधी अन्य कोई शिकायत है तो पुदीने में थोड़ा अजवाइन और नींबू का रस मिला कर शर्बत तैयार कीजिए और पी जाइये। कुछ ही समय में अपच और पेट की गड़बड़ी खत्म हो जाएगी। कहा जाता है कि पुदीने की पत्ती को मुंह में रखकर चूसते रहने से अमृत उत्पन्न करता है। इससे मुंह की दुर्गंध तो गायब होती ही है साथ ही दांतों की सड़न भी दूर हो जाती है और दांत पूर्णतः स्वस्थ एवं निरोग हो जाते हैं। पुदीना रुचिकर वायु एवं कफनाशक तथा पाचन शक्ति बढ़ाने वाला होता है। पेट के कृमि, हैजा एवं खांसी जैसी शिकायतें भी पुदीना फौरन दूर कर देता है। पुदीने के नियमित रूप से सेवन करने से मस्तिष्क स्वस्थ व प्रसन्न रहता है।
- यदि आपको भूख नहीं लगती और दुर्बलता दिन प्रति दिन बढ़ती जा रही है तो फिक्र मत कीजिए। पुदीना आपकी हर शिकायत दूर कर देगा। पुदीने के पत्ते थोड़े से तुलसी के पत्ते, दो चार दाने काली मिर्च एवं काली अदरक में आधा नींबू निचोड़कर

- पीजिए। आप दिन में एक बार नहीं बल्कि दो बार भोजन करेंगे और पाचन क्रिया भी विधिवत रहेगी।
- नियमित रूप से पुदीने का रस पीने से कृमि दूर हो जाते हैं एवं वायु संबंधी गड़बड़ी भी दूर हो जाती है। पुदीने का ताजा रस शहद के साथ मिलकर सेवन करने से ज्वर दूर हो जाता है तथा न्यूमोनिया से होने वाले विकार भी नष्ट हो जाते हैं।
- यदि आंतों की खराबी, शिथिलता या अन्य पेट के कोई अन्य रोग हों तो पुदीना सेवन कर इन्हें दूर किया जा सकता है। पेट में अचानक दर्द उठता हो या मरोड़ हो तो अदरक और पुदीने के रस में थोड़ा-सा सेंधा नमक मिलाकर सेवन कीजिए, पेट दर्द गायब यू पुदीने से तो कई शारीरिक समस्याएं भी दूर हो जाती है, परंतु यदि नियमित रूप से पुदीने का सेवन किया जाये तो शरीर में रोग होने ही नहीं पाते। पुदीना विटामिन 'ए' का भंडार है। पुदीना में जितने विटामिन उपस्थित रहते हैं, उससे न तो किसी खाद्य पदार्थ में होते हैं न ही किसी औषधि में। एक तरह पुदीना चमत्कारिक औषधि ही है। पुदीना संभोगशक्ति को बढ़ाता ही है, इससे शरीर में तंदुरूस्ती का आलम भी बना रहता है।

करेला

करेला है तो कड़वा पर गुणकारी बहुत है। कोई पदार्थ कड़वा होकर भी गुणकारी हो सकता है इसका प्रत्यक्ष प्रमाण है करेला। यह दो प्रकार का होता है करेला और करेली। यहां इसके घरेलू इलाज के कुछ परीक्षित प्रयोग प्रस्तुत हैं।

भाषा भेद से नाम भेद—सं.-कारवेल्ल। हि.-करेला, करेली। म.-कारले, दुद्रकारली। गु.-करेलो। बं.-उच्छे। ते.-काकर। मल.-कैप्पा। कन्न.-हागल। ता.-पवका पाकल। फा.-कारेलाह। ई.-बिटरगार्ड (Bitter gourd) लै.-मामोर्डिका चिरेन्टिया (Momordica Charantia)।

गुण—करेला शीतल, मलभेदक, दस्तावर, हल्का, कड़वा, कृमि और ज्वरनाशक, क्षुधावर्द्धक और पित्त, कफ, रक्तविकार, पाण्डुरोग, प्रमेह तथा मूत्र रोगों का शमन करने वाला और उष्णवीर्य होता है।

परिचय—करेले का शाक बना कर खाया जाता है इसलिए यह सबके लिए सुपरिचित है। जो ग्रीष्म ऋतु में होता है उसे करेला और जो वर्षा ऋतु में होता है उसे करेली कहते हैं। करेली के गुण भी करेले जैसे ही होते हैं।

उपयोग—ज्यादातर तो इसका प्रयोग शाक के रूप में ही किया जाता है पर कुछ प्रयोग घरेलू इलाज के रूप में भी किये जा सकते हैं। कुछ लाभकारी प्रयोग प्रस्तुत हैं

- **पथरी**—इसके पत्तों का रस 4 चम्मच और दही 2 चम्मच मिला कर पथरी के रोगी को खिला दें और ऊपर से आधा कप छाछ पिला दें। तीन दिन तक यह प्रयोग सुबह सेवन कर तीन दिन तक प्रयोग बन्द रखें। इसके बाद चार दिन सेवन कर चार दिन बन्द रखें। फिर पांच दिन, छः दिन और सात दिन तक इसी तरह प्रयोग करने और बन्द रखने के नियम के अनुसार यह प्रयोग करें। पथ्य में केवल खिचड़ी और चावल ही खाने को दें। यदि पथरी चने के आकार से छोटी होगी तो गल कर मूत्र मार्ग से निकल जाएगी।
- **कामला**—इसके पत्तों का रस 2 चम्मच लेकर इसमें बड़ी हरड़ घिस कर मिला कर सुबह शाम पीने से कामला रोग दूर होता है।
- **आंतों की कृमि**—इसके पत्तों का रस 2-2 चम्मच सुबह शाम से आंतों के कीड़े मिटते हैं।
- **प्रमेह**—करेले के कंगूरे चाकू में छील कर छाया में सुखा लें और पीस कर महीन चूर्ण कर लें। इसमें जामुन की गुठली का चूर्ण समभाग मिला लें। इसे 1-1 चम्मच सुबह शाम जल के साथ फांकने से प्रमेह के रोगी को लाभ होता है। यह रक्त में शक्कर की मात्रा कम करता है, अग्न्याशय को उत्तेजित कर इन्सुलिन के स्राव को बढ़ाता है इसलिए डायबिटीज के रोगी के लिए उत्तम प्रयोग है।

❑ ❑

मसाले से उपचार

सेंधा नमक

आयुर्वेद के अनुसार सैंधा नमक स्वादिष्ट, अग्नि को प्रदीप्त करने वाला, पाचक, हल्का, स्निग्ध, रुचिकारक, नेत्रों को लाभ पहुंचाने वाला और तीनों दोषों को हरने वाला होता है।

सांभर झील के पानी से तैयार किया गया नमक हल्का वात विनाशक, अत्यन्त गर्म, भेदक, पित्त पैदा करने वाला तीक्ष्ण होता है।

समुद्र के जल से तैयार किया जाने वाला नमक, मधुर, भारी, साधारण गर्म, अग्नि प्रदीप्त करने वाला। दाहहीन स्निग्ध और साधारण शीतला होता है यह वात का तो नाश करता है लेकिन कफ पैदा करता है।

काला नमक रुचिकारक, मल भेदक, दीपन, अत्यन्त पाचक, स्निग्ध, वात नाशक और हल्का होता हैं इसका अधिकतर प्रयोग औषधियों में किया जाता है।

चुरु

कुछ खाद्य पदार्थ ऐसे होते हैं जिन में खटाई डालना अनिवार्य होता है। केवल स्वाद के लिए नहीं वरना उसके दोषों को नष्ट करने के लिए खटाई का प्रयोग किया जाता है।

यह खटाई हमें कच्चे आम के गूदे अनार के दानों और नीबू के रस से प्राप्त होता है।

अनार दाना तृप्ति पाचक, वीर्यवर्धक, त्रिदोष नाशक और हल्का होता है। भोजन को स्वादिष्ट बनाता है।

अनार के रस को गाढ़ा कर के सुखा देते हैं। उसे भी चुरु कहते हैं। इसी प्रकार आम और नींबू के रस को भी गाढ़ा करके सुखा लेते हैं और भोजन में प्रयोग करते हैं।

नींबू के रस से तैयार किया गया चुरु अतिसार रोग को नष्ट करता है, दांतों तथा मसूढ़ों को पुष्ट बनाता है पेट के कीड़ों को नष्ट कर देता है।

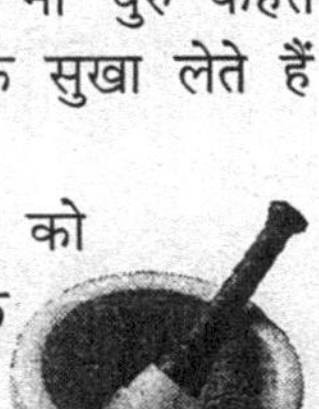

आम के रस से तैयार किया गया चूरु दाह को शान्त करता है। अरहर की दाल, बैंगन आदि की सब्जियों की गर्मी और खुश्की को नष्ट कर देता है।

इमली

इमली भी खाद्य पदार्थ को खट्टा बनाने में काम आती है। दक्षिण भारत में इमली का भोजन में विशिष्ट स्थान है। दक्षिण भारतीय खाद्य पदार्थों के साथ इमली की बनाई गई रसम का प्रयोग अधिक किया जाता है। सांभर जो कि दाल और सब्जियों को मिलाकर बनाई जाती है इमली के बिना नहीं बनती।

आम के पने की तरह इमली का भी पना बनाया जाता है जो शरीर को शीतलता प्रदान करता है।

इमली के बीज अत्यन्त शाक्तिदायक और वीर्यवर्धक होते हैं। लगभग उन सभी आयुर्वेदिक औषधियों में इमली के बीजों का प्रयोग किया जाता है जो पुरुष्त्वहीन पुरुषों को बल और वीर्य प्रदान करती हैं।

ये मिर्च दो प्रकार की होती हैं। एक पूर्वी और दूसरी दक्षिणी। इनमें दक्षिणी मिर्च अत्यन्त गुणदायक होती हैं। कुछ लोग सफेद मिर्चों को दक्षिणी मिर्च कहते हैं। लेकिन ये वास्तव में पूर्वी मिर्च होती हैं जिन्हें धोकर सफेद बना दिया जाता है। दक्षिणी मिर्च ऊपर से भूरी और भीतर से हरियाई लिए होती है साथ ही तीक्ष्ण अधिक होती है।

मिर्च का गुण तीव्र दाहकारी होता है। इसे मात्रानुसार सेवन करने से हृदय, गुर्दे, मूत्र नली और आंतों को उत्तेजना प्राप्त होती हैं। अधिक मात्रा में सेवन करने पर पेट में दर्द, वमन, मूत्राशय या मूत्र स्त्रोतों में उत्तेजना पैदा हो जाती है। सुजाक के रोगी को काली मिर्च कवाव चीनी के साथ सेवन करनी चाहिए।

दांत के दर्द में लेप करना चाहिए। गले के रोगों में मिर्च का काढ़ा छानने के बाद जो मिर्चें बचे उन्हें गले पर बांध लेना चाहिए। सिरके में पीसकर विषैले कीड़े के काटने के स्थान पर लगाने से विष का प्रभाव नष्ट हो जाता है। सिर में दर्द हो तो प्याज और नमक के साथ पीसकर लेप करना चाहिए।

काली मिर्च का तेल, गठिया, शिर पीड़ और बवासीर में प्रयोग किया जाता है। मारिचादि गुटिका और मारिचादि तेल आदि इसके प्रसिद्ध योग हैं।

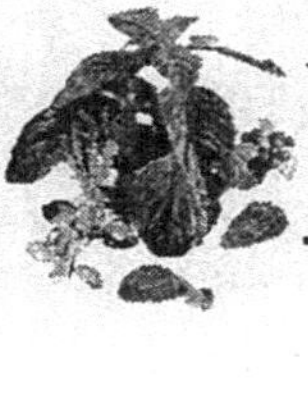

अजवायन

अजवायन उष्ण, पाचक और वायु शामक होती है। पेट के कीड़ों को नष्ट कर देती है। अजवायन में मिर्च की तीक्ष्णता, चिरायते की कड़वाहट और हींग की उदर विकारों को नष्ट करने की शक्ति पाई जाती है। इसलिए हैजा के लिए यह रामबाण है। पेट के जमे हुए मल को निकाल कर पेट की दुर्गन्ध नष्ट कर देती है। पाचक होने के कारण रस पैदा करती है। पेट दर्द, मूर्च्छा, पेशाब की पीड़ा और पुरानी खांसी दूर करती है।

खांसी और दमा में, छाती के रोगों में, हैजा के कारण ठंडे पड़ जाने वाले हाथ पैरों की सिकाई अजवायन से करें।

सत्त अजवायन सड़न को दूर करता है और कीटनाशक है।

कपूर के साथ अजवाइन मिलाकर सेवन करने पर हैजा, उदर रोग, वायु शूल, दमा, रजाक्रच्छ आदि रोग नष्ट हो जाते हैं।

अजवायन का तेल वायु वेदना और उदरशूल शान्त कर देता है।

जीरा दो प्रकार का होता है—काला जीरा और सफेद जीरा।

दोनों प्रकार के जीरे गर्म, अग्नि प्रदीप करने वाले, हल्के रुचिकारक, मस्तिष्क तथा बुद्धि के हितकारी, गर्भाशय को शुद्ध करने वाले, ज्वरनाशक, पाचक, वीर्यवर्धक, फलकारक, कफ नाशक, नेत्रों के लिए हितकारी, वायु, वमन और अतिसार आदि को नष्ट करते हैं।

काले जीरे के सेवन से आंतों के कीड़े और मूत्र रोग नष्ट हो जाते हैं। स्त्रियों के स्तनों को बढ़ाता है। मासिक रक्त स्त्राव विकार नष्ट करता है। वायु नाशक है।

विरेचक औषधियों में इसका प्रयोग उन्हें सुगन्धित बनाने के लिए किया जाता है।

प्रसव के बाद जीरे का काढ़ा पीने पर स्तनों में दूध बढ़ जाता है और गर्भाशय संकुचित हो जाता है।

विषम ज्वर, ग्रहणी, अग्निमान्ध, अजीर्ण और अतिसार में जीरे का साथ सेवन करना चाहिए।

यदि मासिक स्त्राव रुक गया हो कम होता हो तो जीरा उसे ठीक कर देता है। हाथ पैरों में सूजन हो तो जीरे का लेप करना चाहिए।

धनिया

धनिया स्निग्ध, कसैला, धातु का ह्रास करने वाला,

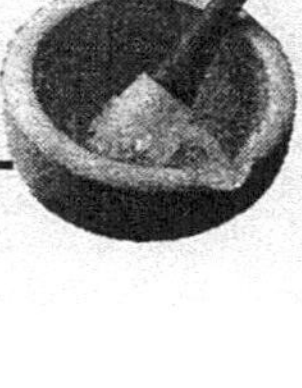

मूत्रकारक, हल्का, उष्ण वीर्य पाचक, दीपक, ज्वरनाशक, रुचिकारक, ग्रहणी की शक्ति प्रदान करने वाला, त्रिदोष नाशक और तृष्णा, दाह, वमन, श्वांस, खांसी, तुतलापन तथा कीड़ों को नष्ट करता है।

हरा धनिया मधुर और पित्त नाशक होता है। यह भारत में लगभग सभी प्रदेशों में रबी की फसल के साथ बोया जाता है।

धनिया सुगन्धित होता है। यह वायुनाशक और पाचक है। गले के रोग, मन्दाग्नि, उदरवेदना आदि का नष्ट करता है। सामान्य सूजन में जौं के साथ धनिए के पत्तों को पीसकर लेप करना चाहिए।

धनिए का तेल वायुनाशक होता है। उदर पीड़ा, गठिया के दर्द में भी लाभ पहुंचाता है।

मेथी

इसके पत्तों का शाक बहुत ही स्वादिष्ट होता है। वायु नष्ट करता है।

ग्रहणी, अग्नि मान्ध और वात विकार होने पर मेथी के सेवन से बहुत लाभ होता हैं

प्रसव के पश्चात प्रसूता को मेथी काढ़ा विशेष लाभ पहुंचाता है। गर्भाशय के समस्त विकार युक्त दूषित रक्त को निकालकर उसे संकुचित कर देता है।

शीत प्रदर में मेथी के चूर्ण को जल में भिगोकर उसमें कपड़ा भिगोकर योनि के अन्दर रखने से विशेष लाभ होता है।

मेथी के दो प्रधान गुण हैं। पित्त को नष्ट करती है और वायु विकार नष्ट करती है। सात ही वात, कफ और ज्वर का नाश भी करती है।

मेथी के लडडू शीत ऋतु में खाने से वात और कफ विकार नष्ट हो जाते हैं। शरीर के किसी भी भाग में दर्द हो दूर हो जाता है। शरीर को स्वास्थ्य, शक्ति और वीर्य प्रदान करते हैं!

लौंग

भारत के दक्षिण में केरल में लौंग की खेती की जाती है। इसका वृक्ष हरे रंग का होता है। पतझड़ में भी उसकी हरियाली बनी रहती है। इसमें बहुत ही मोहक सुगन्ध होती है।

हम लोग जिसे लौंग कहते हैं वास्तव में यह लौंग वृक्ष का फूल होता है। लौंग के सिरे पर जो गोलाकार वस्तु दिखाई देती है वह फूलों की पंखुड़ियों का संकुचित भाग होता है।

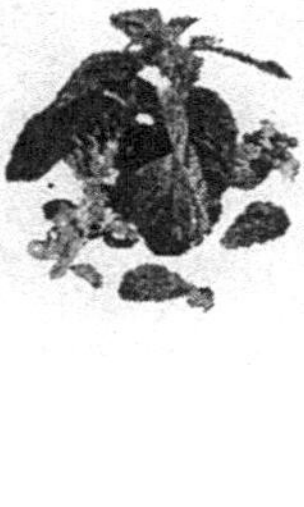

लवंग की उत्पत्ति भी स्त्री और पुरुष जाति के वृक्षों पर निर्भर होती है।

लौंग के वृक्ष की कलियां जब लाल रंग की ही रहती है तभी हाथों से तोड़-तोड़ कर इकट्ठी कर ली जाती है। फिर इन्हें चटाइयों पर सुखा देते हैं। दो-तीन दिन में ही कलियां सूख कर काली पड़ जाती हैं।

यदि किसी व्यक्ति को प्यास अधिक लगती हो, हर समय उल्टी सी आती हो। हैजा हो जाने पर प्यास तीव्रता से बढ़ गई हो तो लौंग के उबले हुए पानी को जब भी प्यास लगे या उल्टी आती महसूस हो पिला देना चाहिए। जब तक कि उल्टी बन्द न हो जाए।

लौंग का पानी तैयार करने के लिए 2 तोला लौंग 4 किलो पानी में डालकर उबालिए। जब पानी की मात्रा आधी रह जाए आग पर से उतार लीजिए। इसे छानने की आवश्यकता नहीं। जितने पानी की आवश्यकता हो उतना निकाल लीजिए। यदि उस पानी में कुछ लौंग आ जाएं तो उसी बर्तन में डाल दीजिए जिसमें उन्हें उबाला गया था।

बाज़ार में लौंग के तेल के नाम से जो तेल मिलता है वह वास्तव में लौंग का तेल नहीं होता। मीठे तेल में लौंगों को डाल दिया जाता है। जब लौंग अच्छी तरह भीग जाती है तो उसे आग पर उबाल दिया जाता है। इस प्रकार लौंग की सुगन्धि और गुण उस तेल में बस जाते हैं। लेकिन जैसे जैसे तेल पुराना होता जाता है उसकी तीक्ष्णता कम होती चली जाती है। इसलिए हमेशा तेल लेते समय यह जान लेना आवश्यक है कि तेल का निर्माण कितने दिनों पहले हुआ था।

लौंग का रासायनिक विश्लेषण करने पर उसमें उड़नशील तेल 18 प्रतिशत, कैरियोफाइलिन कपूर या अंश रेडिन 6 प्रतिशत, थोड़ी-थोड़ी मात्रा में पूजैनिक एसिड, यूगिनिन और टैनीन का अंश पाया जाता है।

लौंग से अपच दूर हो जाता है। पाचक, वायुनाशक, वमन निवारक, सुगन्धित होती है।

त्वचा पर यदि फोड़े फुंसी हो जायें तो लौंग को सिल पर घिस कर या पीस कर लगाने पर फोड़े-फुंसी नष्ट हो जाते हैं।

लौंग कटु, तिक्त, नेत्रों के लिए हितकर, शीतल, पाचन, पीपन, रुचिकर, कफ-पित्त और रक्त विकार, प्यास, वमन, खांसी, दमा, हिचकी और तपेदिक को नष्ट करता है।

हृदय को लाभ पहुंचाती है, शीतल और पित्तनाशक होती है, शक्ति वर्धक है। शरीर में जो भी विषैले तत्व होते हैं उन्हें नष्ट कर देती है। वात-पित्त और कफ नष्ट करती है। अन्न पचाने, अग्नि बढ़ाने और प्यास तथा वमन को नष्ट करती है। लौंग के सेवन से

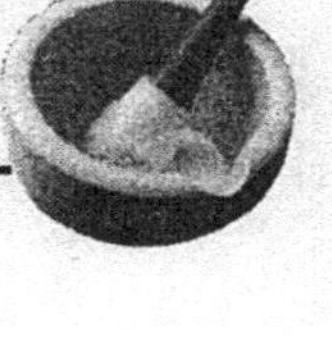

रक्त संचार व्यवस्थित होता है। शारीरिक ताप और ऊर्जा की वृद्धि होती है। पोषण क्रिया को लाभ पहुंचता है। आंतों में होने वाले शूल को नष्ट करता है।

लौंग रोचक द्रव्यों से उत्पन्न होने वाले शूल को शान्त करने की रामबाण औषधि है। यह पेट के भारीपन और अजीर्ण को नष्ट करके भोजन को पचाने वाले रस की वृद्धि करता है।

अन्य हितकर मसालों और सैंधे नमक के साथ यह शूल वमन अजीर्ण और प्यास जैसे रोगों को नष्ट कर देती है।

वातवेदना, गृधुसी (साइटिका) कमर का दर्द, शिर का दर्द, दांत का दर्द लौंग को लेप करने से दूर हो जाते हैं।

दीपक पर भूनकर लौंग मुख में रखने पर मुख की वायु को सुगन्धित करती है। गले के रोगों को नष्ट करती है। मंजन करने पर दांतों और मसूड़ों को मजबूत बनाती है। लवंगादि चूर्ण, लवंगादिवटी, लवंगादि पानीम, लवंगादि खणण, लवंगादि तेल, लवंगादि वृष्य योग, लवंगादि प्रेलेप, लवंगादि पानक (सीरप) के रूप में लोगों का प्रयोग किया जाता है। ये योग भिन्न-भिन्न अवस्थाओं में उपयोग में लाये जाते हैं। ये योग अधिकतर शीतल, पीड़ा नष्ट करने वाले, पेशाब अधिक लाने वाले, खांसी और दमा दूर करने वाले होते हैं।

लौंग का लेप जननेन्द्रिय को चैतन्य बनाता है और स्तमंय होता है। लौंग रक्त को शूद्ध करती है और मस्तिष्क को शक्ति प्रदान करती है।

लौंग से बना लवंगादि चूर्ण खांसी, दमा और सिर की पीड़ा को नष्ट कर देता है।

छोटी-बड़ी इलायची

आयुर्वेद के अनुसार बड़ी इलायची पाक में रस में चरपरी वात कारक, हल्की, सूखी और गर्म होती है।

यह कफ-पित्त और रक्त विकार, खुजली, दमा, प्यास, हृदय की बेचैनी, मूत्राशय के रोग, शिर के रोग वमन और खांसी को नष्ट करती है।

छोटी इलायची रस में चरपरी, शीतल हल्की वात-कफ, श्वास, खांसी, बवासीर और मूत्र कृच्छ आदि रोगों को नष्ट करती है।

छोटी इलायची मालाबार और बड़ी इलायची उत्तर प्रदेश के पर्वतीय भाग में अधिक होती है।

इलायची में 10 प्रतिशत स्थिर तेल, 5 प्रतिशत उड़नशील तेल,

3 प्रतिशत पोटेशियम, 2 प्रतिशत नाइट्रोजन मिश्रित ग्यूसिलेज, काष्ठीय तन्तु 77 प्रतिशत होते हैं। उनकी भस्म में 10 प्रतिशत मेंग्नीज रहता है। इसके अलावा थोड़ा सा पीला रंग होता है।

इलायची पाचक, और सगन्धित पदार्थ है इसका प्रयोग वात विकार जन्य रोगों को नष्ट करने वाली औषधियों की तरह क्रिया जाता है। यदि पेट अफारे के कारण फूल जाये। अथवा पेशाब कम या रुक रुक कर आने लगे या पेशाब करते समय जलन महसूस हो तो बड़ी इलायची के सेवन से सभी विकार नष्ट हो जाते हैं।

दालचीनी

दालचीनी, दीपन, ग्राही, उत्तेजक, होती है। सूजन समाप्त करती है। यदि पैरों पर सूजन हो तो इसे खड़िया के साथ पीस कर मालिश करनी चाहिए। दालचनी में 2 प्रतिशत उड़नशील सुगन्धित तेल, के अलावा सिनैमिक एसिड, टेनिन, श्वेवसार, म्युसिलेज, शर्करा आदि पाई जाती है।

दालचीनी, वायुनाशक, उष्म, संकोचक और रोगों को उत्पन्न करने वाले कीटाणुओं को नष्ट कर देती है। यह अनेक औषधियों में प्रयोग की जाती है। इसका तेल नाड़ीतंत्र और नर्वस में उत्तेजना पैदा करता है। उदर विकार, जिह्वा के रोग, ग्रहणी आंतों के शूल, आमाशय के विकार, अपच और वमन को दूर करने की यह उत्तम औषधियां हैं। ऐन्टीसेप्टिक होने के कारण ऊष्ण वात में इसका इंजेकशन दिया जाता है। अन्य ज्वर को भी नष्ट करती है। गर्भाशय के रोग, गर्भाशय से होने वाले रक्त स्त्राव को दाल चीनी से अधिक लाभ पहुंचता है। क्योंकि यह रक्त रोधक होती है।

आमातिसार और रोचक औषधियों के सेवन से होने वाली उदर पीढ़ा को नष्ट करती है। तपेदिक के रोगियों को इसका इंजेक्शन दिया जाता है जिसे सिनायिक एसिड कहते हैं।

दाल चीनी, मधुर, कड़वी, चरपरी, सुगन्धित, वीर्य वर्धक वर्ण को उत्तम करती है। वात-पित्त, मुख की सूजन और प्यास को दूर करती है।

जायफल

जायफल जितना बड़ा होता है उतना ही उत्तम होता है। भोजन के अतिरिक्त जायफल और जावित्री का तेल निकाला जाता है जिसका प्रयोग साबुन को सुगन्धित बनाने के काम आता है।

जायफल में 2 से 8 प्रतिशत उड़नशील तेल। कुछ स्थिर तेल, प्रोटीन, वसा, श्वेतसार, म्यूसिलेज और पार्थिव द्रव्य होते हैं।

जायफर सुगन्धित, पाचक और ऊष्ण होता है, पाचन क्रिया को बनाए रखता है। भूख बढ़ाता है। उदर विकारों को न्ष्ट करता है। अतिसार, उत्लातिसार, उद्वेग और वमन आदि रोगों को नष्ट करता है। मूत्र कृच्छ और मूत्र में रक्त आने के रोग को नष्ट कर देता है।

जायफल का तेल ऊष्ण और वात नाशक होता है। गठिया के लिए उपयोगी होता है। वातयाधि होने पर इस तेल की मालिश से वात सम्बन्धी समस्त रोग नष्ट हो जाते हैं। जायफल रस में कड़वा तीक्ष्ण गर्म रुचिकारक, हल्का चटपटा, अग्नि बढ़ाने वाला, स्वर के लिए हितकारी कफ और वात को विनष्ट करने वाला, मुख की विरसता का नाश करने वाला मल की दुर्गन्ध, आंतों के कीड़े, खांसी, वमन, सूजन पीनस और ह्रदय रोग को दूर करता है।

जावित्री

जायफल के पहले आवरण के हट जाने पर जावित्री प्राप्त होती है। यह हल्की, मधुर, गर्म, रुचिकारक, कफ, खांसी, वमन, दमा प्यास और विप को नष्ट करती है।

कलौंजी

कलौंजी सोंफ जाति के पौंधे का बीज होता है। इसमें भी लगभग वे ही गुण पाये जाते हैं।

जीरे के समान ही कलौंजी अग्नि प्रदीपक, मेघा, मस्तिष्क और नेत्रों के लिए हितकारी होती है।

गर्भाशय को शुद्ध करती है। ज्वरनाशक, पाचक, कफनाशक, वायु, गुलम, वमन और अतिसार को नष्ट करती है।

वीर्य वर्धक और बलकारक होती है।

वायु को नष्ट करती है।

अदरक

अदरक मल भेदक, भारी, तीक्ष्ण, गर्म, उदराग्नि वर्धक, वात-कफनाशक होता है।

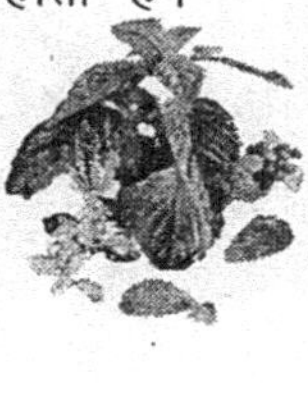

भोजन से पहले अगर अदरक को नमक के साथ खाया जाये

तो यह अग्नि को प्रदीप्त करता है जीभ और कंठ को शुद्ध करता है। कुष्ठ, पीलिया, मूत्र कृष्ठ, रक्त पित्त, घाव, फोड़े, ज्वर, दाह आदि रोगों को नष्ट करता है।

सर्दी, जुकाम, खांसी और ज्वर को नष्ट कर देता है। अदरक की मिली चाय सीने में जमे बलगम को निकाल देती है।

पाचन शक्ति को ठीक रखता है। सीने और फेफड़ों में रक्त संचार बनाए रखता है।

अजीर्ण होने पर अदरक के रस में नींबू का रस और थोड़ा सा नमक डालकर पीने से अजीर्ण दूर हो जाता है।

यदि अपच हो तो भोजन से पहले और बाद में अदरक और नींबू के रस में जरा सा सैंधा नमक मिलाकर कुछ दिन सेवन करने से अपच हमेशा के लिए दूर हो जाता है।

अतिसार में एक प्याला गर्म पानी में अदरक की एक गांठ कूट कर डाल दें। जब पानी में अदरक का रस घुल जाए घूंट-घूंट करके पी लें। अतिसार के लिए बहुत ही लाभदायक है।

यदि दमा खांसी हो तो अदरक का रस और शहद तीस तीस ग्राम मिलाकर गुनगुना करके दिन में तीन बार पियें।

अदरक का रस पीने से जुकाम दूर हो जाता है।

दमा में पांच ग्राम सीप भस्म अदरक के रस में घोलकर चालीस गोलियां बना लें और सुबह शाम एक-एक गोली अदरक की चाय के साथ लें।

सौंठ

जब अदरक सूख जाता है तो उसे सौंठ कहते हैं। अदरक को टोकरी में डालकर जोर जोर से रगड़ते और हिलाते हैं। इस तरह छिलका छूट जाता है। फिर उसे धोकर सुखा देते हैं।

सौंठ में वे सभी गुण होते हैं जो अदरक में होते हैं।

सौंठ सुगन्धित, ऊष्ण और वायुनाशक है। खाने के बाद पेट में गर्मी महसूस होती है। उदर की पीड़ा नष्ट करती है। शरीर पर लेप करने पर शरीर को गर्मी प्रदान करती है।

स्नायुरोग, शूल, दन्त शूल, अग्निमान्ध, खांसी सूजन, हैजा आदि रोगों में लाभ पहुंचाती है।

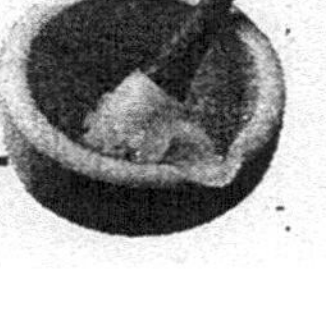

रतन जोत

रतन जोत के पत्ते हरे, फूल और बीज वाले और जड़ लाल होती है। उदर विकार दूर करती है। बवासीर, पथरी, शूल और त्वचा के रोगों को नष्ट करती है। दस्त बंद करती है। प्लीहा के लिए लाभकारी है। सफेद दाग, झाई, चेहरे की स्याही और कंठमाला को नष्ट कर देती है।

लाल मिर्च

लाल मिर्च तीव्र और उत्तेजक होती है। यदि त्वचा पर इसका लेप कर दिया जाये तो छाले फूल जाते हैं और जलन होने लगती है। औषधि के रूप में यदि सेवन की जाये तो आंत को उत्तेजित करती है। लाल स्राव बढ़ाती है। आमाशय के रस की वृद्धि करती है। भूख और पाचन शक्ति बढ़ाती है। मिर्च खाने पर हृदय, त्वचा और गुर्दों को उत्तेजना प्राप्त होती है नाड़ियों को शक्ति प्रदान करती है और जननेंद्रिय को उत्तेजित करती है। अनैच्छिक मांसपेशियों को प्रभावित करके रक्त स्त्रोत्र बंद कर देती है। ध्वजभंग, शुक्रमेह, मूत्र स्रोत की दाह, गुर्दों के रोग में लाभकारी सिद्ध होती है।

कुचला के साथ सेवन करने पर पाचक, बलदायक बन जाती है और अजीर्ण, ग्रहणी, शूल, उदादर्त, कम्पन, ज्वर, अत्यन्त अवसाद और लम्बे समय तक मदिरापान करते रहने के कारण मदिरापान की तीव्र इच्छा में गुणकारी है। मदिरा पान और अफीम का सेवन छुड़ाने के लिए मिर्च का अधिक प्रयोग करना चाहिए। समुद्र यात्रा की यन्त्रणा समाप्त कर देती है। मलेरिया, जीर्ण ज्वर, वात, पुराना अजीर्ण, हैजा और गहरे घावों को नष्ट कर देती है। जिस व्यक्ति की बोलने की शक्ति को बैठ जाती है, जिसकी नाड़ी दुर्बल हो गई है। जिसे सन्निपात हो गया है। ऐसे व्यक्ति को लाल मिर्च खिलाइए। तत्काल आराम होता है।

रक्त को उत्तेजित करना और शरीर को गर्मी प्रदान करना लाल मिर्च के प्रमुख गुण हैं।

हींग

हींग अत्यन्त वीर्यवान और सुगन्धित द्रव है। ऊष्ण गुणों से युक्त पाकस्थली, यकृत, फफ्फास नाड़ी, रक्त संवाहक नसों को कार्य करने की शक्ति प्रदान करता है। रज प्रवर्तक कीड़ों के शत्रु में।

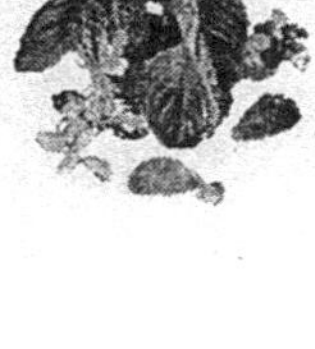

अधिक काल तक थोड़ी मात्रा में सेवन करने पर शरीर का तापमान बढ़ाकर धातु में गर्मी पैदा करती है। पाकस्थली की कमजोरी दुर्गन्धयुक्त डकार, अर्न्तदाह, अम्ल, अतिसार,

उदर विकार, पेशाब करते समय होने वाले दाह आदि रोग पैदा कर देती है। स्त्री सम्भोग की इच्छा बढ़ाती है। हींग में पाये जाने वाला उड़नशील तेज रज स्राव को बढ़ाता है। नाड़ीगत पीड़ा, अयस्भार, मनोविकार में इसे प्रयोग करते हैं। पुरानी खांसी और दमा में प्रयोग करते हैं। वायु नाशक है और आमाशय के विकार तथा पेट के कीड़ों को नष्ट कर देती है।

जिन प्रदेशों में मलेरिया अधिक होता है यदि भोजन के साथ हींग का सेवन किया जाए तो मलेरिया नहीं होगा। यदि आतें वायु द्वारा फैलकर सूज गई हों तो हींग बहुत लाभकारी सिद्ध होती है। पुराने उदर रोगी के लिए हींग उत्तम औषधि है। गुग्गुल या एमोनियक औषधियों के साथ जाइम्पेनिटिस में प्रयोग की जाती है। अरंडी व तारपीन के तेल में मिलाकर हींग पीठ और सीने के दर्द तथा कृमि रोग को नष्ट कर देती है। जिन स्त्रियों को बार बार गर्भ स्राव होता हो उनके लिए अत्यन्त विश्वसनीय औषधि है।

आयुर्वेद के अनुसार हींग गर्म, पाचक, रुचिकारी, तीक्ष्ण और वात, कफ, शूल, उदर आनाह तथा कृमि को नष्ट करती है। पित्त वर्धक होती है। भारतीय हींग उत्तम, कान्धारी मध्यम और पिंड निम्नगुण कारक होती है।

हींग वायु और कफ को नष्ट करके मनुष्य को डीलडौल, शक्ति तथा वीर्य प्रदान करती है। वह जो कुछ भी खाता है उसे पचा ही नहीं लेता, बल्कि भोजन का उसे पूरा-पूरा लाभ भी मिलता है। शरीर निरोग होकर शक्तिशाली बन जाता है।

उदर विकार दूर करने के लिए जितने भी चूर्ण बनाए जाते हैं उनमें हींग प्रधान होती है।

हल्दी

हरी हल्दी की सब्जी बहुत ही स्वादिष्ट होती है।

हल्दी बलदायक और सुगन्धिक होती है। कामला या पुराने कफरोग में प्रयोग की जाती है।

पिसी हुई हल्दी को तिल के तेल में मिलाकर मालिश करने से चर्म रोग नहीं होते।

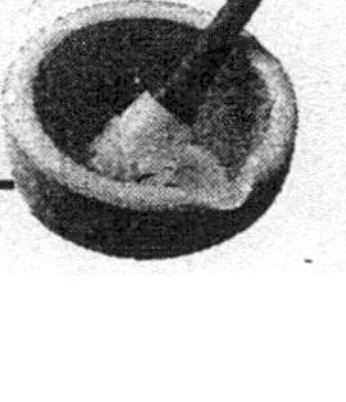

चूने और हल्दी को मिलाकर चोट, सूजन और मोच आये अंगों पर लेप किया जाता है। 'ब्लैक आई' नामक नेत्र रोग में आंख के चारों ओर हल्दी का लेप करने से पीड़ा शान्त हो जाती है।

रक्त प्रवाह को रोकने के लिए घाव पर पिसी हुई हल्दी लगा देने से रक्त प्रवाह रुक जाता है।

हल्दी को दूध में पकाकर चीनी मिलाकर पीने पर शीत का प्रकोप नहीं होता।

हल्दी के धुंए से दमा के रोगी की उखड़ी हुई सांसें ठीक हो जाती हैं।

नेत्र रोगों में हल्दी से रंगे कपड़े द्वारा आंखों पर छाया करने से आंखों को आराम मिलता है।

मूत्र स्थान सम्बन्धी पीड़ाओं में भी हल्दी का प्रयोग लाभकारी सिद्ध होता है।

वेदना रहित सूजन पर सज्जी मिट्टी के साथ हल्दी का लेप सूजन को नष्ट कर देता है।

हल्दी में 1% सुगन्धित उड़नशील तेल होता है। यह तेल घने पीले रंग का और चिपचिपा होता है। इसका स्वाद और गन्ध बहुत ही मोहक होती है। अन्य शाक सब्जियों की अपेक्षा कढ़ी में इसे अधिक महसूस किया जाता है।

हल्दी चटपटी, कड़वी, रूखी, गर्म होती है। कफ, पित्त, त्वचा के रोग, प्रमेह, रक्त विकार, सूजन, पीलिया और घावों को नष्ट करती है।

जिस हल्दी का हम भोजन में प्रयोग करते हैं उसकी तीन और भी किस्में हैं। जिन्हें औषधि के रूप में ही अधिक़तर प्रयोग किया जाता है।

कपूर हल्दी

इसे अम्बिया या आभा हल्दी भी कहते हैं।

अम्बिंया हल्दी शीतल, वातकारक, पित्त नाशक, मधुर, कड़वी और हर प्रकार की खुजली को दूर करती है।

वन हल्दी

आभा हल्दी के समान इसके पौधे जंगलों में अधिक होते हैं। इसके पत्ते हल्दी के पत्तों की अपेक्षा पतले और छोटे होते हैं। गांठ छोटी पतली और गोल गोल होती है।

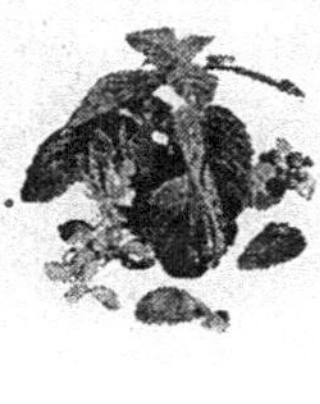

वन में पैदा होने के कारण इसे वन हल्दी कहते हैं।

वन हल्दी के प्रयोग से कुष्ठ और वात रक्त रोग नष्ट हो जाते हैं।

दारु हल्दी

दारु हल्दी की छाल और लकड़ी दोनों ही बलदायक पाचक ज्वर निवारक और मधुरोचक होती है।

मलेरिया ज्वर, अतिसार, ग्रहणी, आम रक्ततिसार, कम्प ज्वर तथा अन्य पीड़ा जनित रोगों में प्रयोग की जाती है।

पित्त विकार, यकृत की सूजन और कामला रोगों को नष्ट करती है।

इसका फल खट्टा और शीतला होने के कारण ज्वर और अतिसार में प्यास को शान्त करने में विशेष गुणकारी होता है।

केसर

उत्तम केसर का रंग गाढ़ा नारंगी होता है। पुरानी और निकृष्ट केसर का रंग पीला या काला होता है।

आयुर्वेद के ज्ञाताओं ने कश्मीर के केसर को सर्वश्रेष्ठ माना है।

कश्मीर में प्रसव के बाद प्रसूता स्त्री को केसर की गोली दी जाती है ताकि दर्द दूर हो जाए और गर्भाशय का दूषित रक्त जल्द से जल्द निकल जाए।

केसर में एक उड़नशील तेल और कई प्रकार के रंजक व्रथातिक्त पदार्थ, मोम, प्रोटीन, स्थिर तेल, शर्करा म्यूसितेज पाये जाते हैं। इनके अलावा क्षार और 12 प्रतिशत आद्रता भी पायी जाती है।

केसर, गर्भ, सुगन्धित, वायु नाशक, आक्षेप निराकर होती है।

ऋतुरोग, पीलिया क्षीण शुक, प्रदर, रज कृच्छ व शूल, सूखी खांसी और श्लेष्म रोगों में केसर का सेवन करना चाहिए।

केसर में त्वचा में प्रविष्ट होने वाला उड़नशील तेल होता है इसलिए आमवात में नयूरजिया से उत्पन्न पीड़ा में दी जाती है।

अतिसार, अग्निमान्ध, पनाशक में शक्ति का ह्रास हो जाने पर बच्चों को घी में केसर मिला कर देते हैं।

शिरशूल और साधारण चोट में इसका लेप हितकारी होता है। गर्भाशय की यन्त्रणा पूर्ण पीड़ाओं के केसर की पेखरी योनि में धारण करने से पीड़ा शान्त हो जाती है। शरीर के दूषित रक्त को शुद्ध करना केसर का एक प्रधान गुण है।

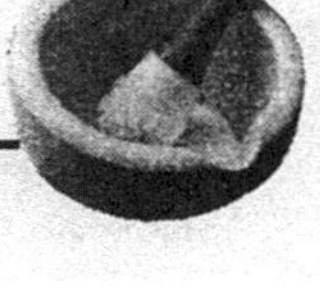

अमचूर

कच्चे आम के ऊपरी छिलके को उतारकर गूदे के टुकड़े छील कर धूप में सुखा देते हैं इसी को अमचूर कहते हैं।

अमचूर स्वाद में खट्टा, स्वादिष्ट, मल भेदक, दस्तकर और कफ तथा वात को नष्ट करता है।

राई

राई सरसों जाति का एक पौधा है।

दक्षिण भारत में जीरे के स्थान पर राई का प्रयोग किया जाता है।

राई अग्नि प्रदीप्त करती है। वीर्य में गर्मी पैदा करती है। कफ, वात बवासीर मस्तक के रोग, कान के रोग, खुजली आंतों के कीड़ों को नष्ट कर देती है।

राई के नियमित सेवन से पुराना अजीर्ण नष्ट हो जाता है।

❑ ❑

कुछ पौष्टिक खाद्य

सत्तू

सभी प्रकार के सत्तू वातकारक, रूखे, मल निकालने वाले, दोषों का अनुमालन करने वाले, शीघ्र बलदायक और घोल कर पीने पर शीघ्र तृप्ति देने वाले होते हैं। चावल से बना सत्तू मधुर, हल्का, शीतल, ग्राही, रक्तपित्तनाशक, प्यास, वमन और ज्वर को दूर करने वाला होता है।

ग्रीष्म ऋतु में सेवन योग्य एक उत्तम पेय है—पतला सत्तू। उत्तर भारत के ग्रामीण क्षेत्रों में सत्तू का प्रचलन अधिक पाया जाता है। सत्तू सस्ता तो होता ही है साथ ही गुणकारी और ग्रीष्म ऋतु के अनुकूल भी होता है। इसके मुकाबले बाजार में मिलने वाले कीमती, महंगे और फैशनेबिल 'कोल्ड ड्रिंक्स' गुणवत्ता तथा लाभ की दृष्टि से दो कौड़ी के हैं। सत्तू जौ, चावल, गेहूं, चना के मिश्रण आदि को भूनकर तैयार किया जाता है। सत्तू को पानी में घोलकर, न ज्यादा पतला न ज्यादा गाढ़ा, पीना सबसे अच्छा तरीका है। सत्तू को ठण्डे पानी में मध्यम पतला घोल कर थोड़ा शुद्ध घी और शक्कर डालकर मिला लें। 'समघृतसाक्तवाभ्यासो वृष्योदावर्त हराणां श्रेष्ठतम:' (चरक) के अनुसार ऐसा घृत मिला सत्तू पीने से थकावट दूर होती है, शीघ्र शक्ति प्राप्त होती है और मन तृप्त होता है। सत्तू को घोलकर ही पीना चाहिए, चबाकर खाना उचित नहीं। 'सुशीतलोपसिक्ताङ्गो लिह्यात्सक्तून सशर्करान्' (वाग्भट) के अनुसार शीतल जल से स्नान करके, ठण्डे जल में सत्तू व शक्कर डालकर पतला लेह्य (मध्यम गाढ़ा व पतला) बना कर पीना चाहिए। 'नोदकान्तरितान्द्विर्न निशायां न केवलान्। न भुक्त्वा न द्विजैश्छित्वा सक्तूनद्यान्न वा बहून' (अष्टांगहृदय सूत्र-6/39) के अनुसार सत्तू खाते हुए बीच में पानी पीना, दिन में दो बार सत्तू खाना, रात में सत्तू खाना, अकेला सत्तू खाना, भोजन करके सत्तू खाना, बहुत मात्रा में सत्तू खाना और दांतों से चबाकर सत्तू खाना—ये सब निषिद्ध (Prohibited) हैं, अतः दिन में सिर्फ एक बार सत्तू को ठण्डे पानी में शक्कर के साथ घोलकर (चाहें तो घी भी मिलाकर) ठण्डे पेय की तरह पीना ही श्रेष्ठ तरीका है।

पौष्टिक आहार—दलिया

आजकल फ़ास्ट फूड का प्रचलन खूब बढ़ रहा है। आलू चिप्स, पॉपकार्न, नूडल्स, तरह-तरह के बिस्कुट और पेय आदि जो चीजें घर में अति आसानी से तैयार की जाती थीं, अब उसका भी व्यवसायीकरण हो गया है। सरसों का साग और कई तरह की सब्जियां अचार, मुरब्बे भी अब बड़ी-बड़ी फैक्टरियों में बनने लगे हैं। इन सभी वस्तुओं में

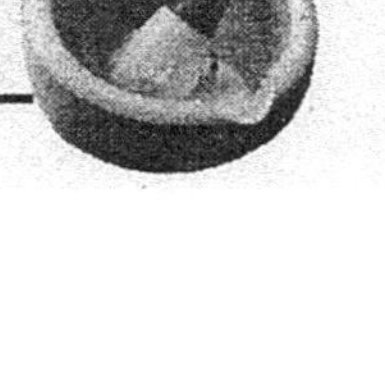

हालांकि पूर्ण सुरक्षित, शुद्ध और विटामिन युक्त होने का दावा किया जाता है, फिर भी यह घर की बनी ताजी चीजों की बराबरी नहीं कर सकती। महीने छह महीने पहले की बनी चीज ताजी बनी चीजों की बराबरी कैसे कर सकती है, चाहे वह कितनी भी पौष्टिकता का दावा करें? किसी भी खाद्य पदार्थ को लम्बे समय तक सुरक्षित रखने के लिए उसमें जिन रसायनों का प्रयोग किया जाता है वे हानिकारक ही होते हैं।

हमारे भोजन में प्राचीनकाल से चला आ रहा दलिया (थुली) सबसे पौष्टिक और सुपाच्य भोजन है। बीमार हो या स्वस्थ, बूढ़ा हो चाहे युवा, बड़ा बच्चा हो चाहे छोटा, सभी के लिए यह अति लाभदायक आहार है। सुबह के नाश्ते तथा रात्रि में हल्का भोजन करने के लिए यह अति उत्तम आहार है।

दलिया एक अति पौष्टिक आहार है, क्योंकि यह छिलके सहित गेहूं का बना होता है। इसमें से बारीक आटा छानकर अलग कर दिया जाता है।

बाजार में दो तरह का दलिया मिलता है, जो अंकुरित गेहूं और गेहूं को दरदरा पीसकर बनाया जाता है। इन दोनों में से अंकुरित गेहूं का दलिया साधारण दलिए की अपेक्षा अधिक पौष्टिक होता है। इनमें से आप अपनी पसंद का कोई भी दलिया चुन सकती हैं।

दलिए को कड़ाही में सूखा ही भून कर हवाबन्द डिब्बे में रखने से वह अधिक समय तक अच्छा बना रहता है। जब भी जरूरत हो उचित मात्रा में दलिया लेकर उसे घी या तेल में हल्का-सा भूनकर काम में लाया जा सकता है। बिना भूने दलिया रखने पर उसमें कीड़े लगने की सम्भावना रहती है अतः भूनकर ही रखना चाहिए।

दलिया मीठा, फीका, नमकीन कई तरह से बनाया जा सकता है। मीठा दलिया तीन तरह से बना सकते हैं। एक तो हलुए जैसा ही घी में भूनकर चीनी या गुड़ डालकर, दूसरा दूध में खीर की तरह तथा तीसरा गाजर, खजूर, किशमिश, गोला आदि डालकर, इसमें भी चीनी या गुड़ डाल सकती हैं। दलिया पकाते समय उसमें चौगुनी मात्रा में पानी डालकर पकाना चाहिए। एक कटोरी दलिया बनाना है तो चार कटोरी पानी डालें। फीका दलिया बनाकर इसे घी, मक्खन, गुड़, चीनी या कोई भी दाल डालकर थोड़ा नमक मिलाकर खाया जा सकता है। इसे दूध या दही से भी खा सकते हैं।

नमकीन दलिया सब्जी या दाल की तरह छौंककर बनाना चाहिए। हल्के मसालें, हींग, जीरे का छौंक लगाकर बनाने से यह स्वादिष्ट हो जाता है। नमकीन दलिए में मटर, गोभी, प्याज, आलू, मूंगफली दाना, खसखस आदि डालकर भी अधिक स्वादिष्ट बना सकती हैं।

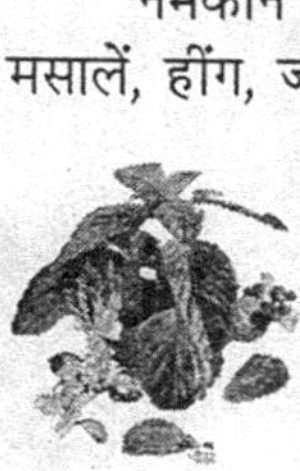

सप्ताह में एक या दो बार मीठा, फीका, नमकीन कैसा भी दलिया नाश्ते में बना कर कोई भी गृहिणी अपने घर में बाजारू फास्टफूड खाने की पड़ी आदतों को ब्रदल सकती है।

शहद के लाभ

- असली शहद आंखों में लगाने से काला मोतिया रुकता है।
- असली शहद 50 ग्राम, दही सौ ग्राम में मिलाकर रोजाना सुबह एक साल तक खाने से सेहत बनती है और शरीर मोटा होता है। दिमागी कमजोरी दूर होती है, झाइयां मुहांसे दूर होते हैं और चेहरे का रंग साफ होता है।
- 10 ग्राम शहद में 2 ग्राम मुलहठी, 2 ग्राम आंवला मिलाकर सुबह शाम खाने से खांसी बलगम आना ठीक होगा।
- सौ ग्राम ठण्डे पानी में इतना शहद मिलाएं कि मीठे शरबत की तरह हो जाए। गर्मियों के दिनों में रोजाना एक-दो बार 2 महीनों तक पीने से पेट हल्का होता है।

मोटापा घटाना

- एक पाव पानी उबालकर ठण्डा करें। जब पानी हल्का गुनगुना रह जाए, तब उसमें पन्द्रह ग्राम शहद मिलाकर शरबत के समान पीने से मोटापा दूर हो जाता है।
- शरीर में चाहे जैसी भी चर्बी बढ़ गई हो, घटकर शरीर सुडौल बन जाता है। पेट के समस्त रोग दूर होकर जठराग्नि तीव्र बनी रहती है। खाली पेट प्रातः तीन महीने तक इसका सेवन करें।
- साथ ही मोटापा घटाने में सहायक योगासन और कसरत क्रियाएं नित्य प्रातः करें। आसनों के अतिरिक्त नौली क्रियां भी मोटापा कम करने में सहायक है। दिन में केवल एक बार हल्का भोजन करें।
- हरी सब्जियों का सेवन विशेष रूप से करें। सायंकाल केवल फल खायें। भोजन के बाद पानी न पियें। चाय, कॉफी, चर्बी बढ़ाने वाले और मीठे पदार्थों का सेवन न के बराबर करें। जहां शहद के साथ नींबू पानी के साथ मोटापा घटाता है, वहां केवल नींबू और पानी से मोटापा घटता है। दोनों समय भोजन के तत्काल बाद एक गिलास उबलता हुआ गर्म पानी पी लें और जितना गरम पिया जा सके, चाय की भांति छोटे-छोटे घूंट भरें। इस प्रकार खाने के तत्काल बाद गर्म पानी के लगातार सेवन से मोटापा घटकर शरीर संतुलित हो जाता है। मोटापे के अलावा गैस, कब्ज, आंतों की सूजन, कोलाइटिस, कृमि आदि रोग व अमीबाइसिस भी दूर हो जाते हैं।

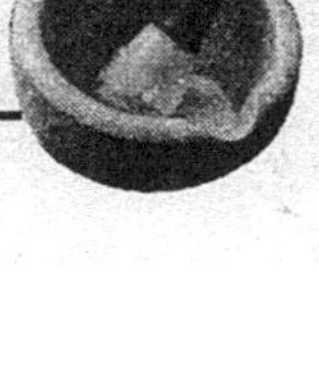

सोयाबीन-गुणों की खान

प्रोटीन शरीर के सर्वांगीण विकास के लिए बहुत आवश्यक है, प्रायः हमारे भोजन में इसकी कमी बनी रहती है, जिन खाद्य-पदार्थों से हम प्रोटीन प्राप्त कर सकते हैं, वह इस महंगाई के समय में कम आय वाले वर्ग से लगातार दूर होते जा रहे है। प्रोटीन की कमी से बच्चों, विशेषकर गर्भवती और दूध पिलाने वाली माताओं में अनेक विकार और रोग हो जाते हैं, सोयाबीन, प्रोटीन की इस कमी को दूर करने का एक सस्ता तथा सशक्त साधन है। सोयाबीन में लगभग 42 प्रतिशत प्रोटीन, 20 प्रतिशत वसा, 30 प्रतिशत कार्बोहाइड्रेट और प्रचुर मात्रा में कैल्शियम, लोहा और विटामिन पाये जाते हैं।

नीचे दी गयी तालिका में सोयाबीन के प्रोटीन की अन्य खाद्य-पदार्थों से तुलना की गई है।

सूखी मटर	10.6 प्रतिशत
उड़द दाल	26.8 प्रतिशत
अरहर दाल	22.6 प्रतिशत
मूंग दाल	24.0 प्रतिशत
अंडा	13.6 प्रतिशत
मूंगफली	28 प्रतिशत
मछली	16.6 प्रतिशत
सोयाबीन	42 प्रतिशत
दूध	3.5 प्रतिशत

उपरोक्त तालिका बताती है, कि सोयाबीन में प्रोटीन, प्रतिशत की दृष्टि से सबसे अधिक है, साथ ही उपरोक्त अन्य खाद्य-पदार्थों की तुलना में इसका मूल्य भी सबसे कम है। सही रूप में वह एक पूर्ण आहार है। प्रोटीन की कमी को दूर करने की दृष्टि से सोयाबीन का उपयोग दैनिक भोजन में प्रचुरता से करना चाहिए।

उपयोग करने की विधि

सोयाबीन में रहने वाला 'ट्रिप्सि' तत्व खाने से पहले निकाल देना बहुत जरूरी है, क्योंकि यह तत्व प्रोटीन को हजम होने से रोकता है।

विधि—सोयाबीन को साफ करके पानी में भिगो दें। 8-10 घंटे बाद हाथ से रगड़कर छिलका निकाल दें। साफ पानी से धोकर 10-15 मिनट उबालें फिर धूप में अच्छी तरह सुखाकर रख लें। इसे भिगो कर आटा तैयार करें। इस प्रकार उपचारित सोयाबीन से आप अनेक मीठे व नमकीन व्यंजन बना सकती हैं, जो कि सस्ते व स्वास्थ्यवर्धक होते हैं। लीजिए यहां कुछ व्यंजन विधियां प्रस्तुत हैं।

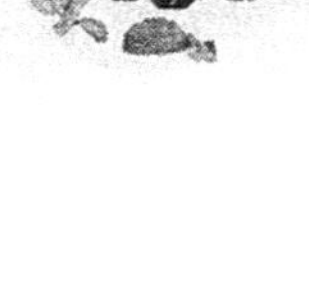

सोयाबीन की बर्फी

सामग्री—200 ग्राम सोया आटा, 50 ग्राम बेसन, 500 ग्राम चीनी, 200 ग्राम घी, पांच-छह बूंद नींबू का रस, एक-दो बूंद केवड़ा जल, चार-पांच छोटी इलायची के दाने।

विधि—बेसन को पहले दो-तीन छोटे चम्मच घी में हल्का भून लें, फिर बाकी आटे को मिलाकर घी में धीमी आंच पर भून लें। चीनी की ढाई तार की चाशनी बनाएं, चीनी की चाशनी बनाते समय चार-पांच बूंद नींबू का रस डाल दें। इससे चीनी के दाने दोबारा जमने नहीं पाएंगे चाशनी आटे में मिला कर थोड़ी देर और पकायें, फिर चिकनाई लगी तश्तरी में निकाल लें। केवड़े की बूंदें छिड़क दें। इलायची के दाने बुरक दें। ठंडा होने पर टुकड़े काट कर रख लें।

सोयाबीन दही

सामग्री—एक कटोरी भिगोया हुआ सोयाबीन, 3 कटोरी उबला पानी, ½ चम्मच बेकिंग पाउडर, चीनी इच्छानुसार, 2 चाय का चम्मच चूने का पानी।

विधि—सोयाबीन हल्का भून लें। ठंडा होने पर पानी में भिगो दें। 9 घंटे फूलने के बाद पिसी हुई पिट्ठी को उबले पानी में मिला दें व धीमी आंच पर उबालें। ठंडा होने पर चीनी, बेकिंग पाउडर या सोडा व चूने का पानी भी मिला दें। स्वाद के लिए डालते समय थोड़ी पिसी हुई इलायची भी मिला दें। उपरोक्त विधि से बने हुए एक लीटर कुनकुने दूध को दो-दो चाय के चम्मच की मात्रा में दही में जमा दें।

सोयाबीन का निमोना

सामग्री—फलियों से निकाले गये सोयाबीन के दाने एक कटोरी, एक कटोरी छिले व कटे हुए आलू, एक चम्मच पिसा हुआ धनिया, 8-10 कली लहसुन, एक बड़ा प्याज, एक छोटा टुकड़ा अदरक, 3 बड़ी इलायची, एक छोटा टुकड़ा दालचीनी, 6 लौंग, अंदाज से काली मिर्च व नमक, तलने के लिए 6-7 कटोरे पानी।

विधि—सर्वप्रथम सोयाबीन को पीसकर पिट्ठी बना लें। लहसुन व अन्य मसालों को थोड़ा-सा पानी डालकर बारीक पीस लें। प्याज कतर लें। फिर कड़ाही में घी डालकर प्याज व अन्य मसाले भून लें। भुने हुए मसाले में आलू व सोयाबीन की पिट्ठी मिलाकर भूनें व पानी डालकर पकायें। नमकीन भी डाल दें। तैयार निमोना को स्वादिष्ट बनने के लिए आप उसमें अमचूर व इमली भी डाल सकती हैं।

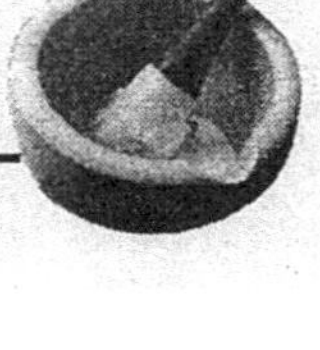

बादाम

- **दिमाग के लिए**—दस बादाम की गिरी रात को पानी में भिगोकर सुबह छीलकर बारीक पीसकर 20 ग्राम मक्खन, 10 ग्राम मिश्री मिलाकर एक महीना खायें। दिमाग की कमजोरी के लिए बहुत अच्छा है।
- **दृष्ठि के लिए**—बादाम की गिरी 150 ग्राम, मिश्री 150 ग्राम, सौंफ 150 ग्राम सबको बारीक पीसकर रात को 10 ग्राम, 250 ग्राम दूध के साथ 40 दिन खायें। दृष्टि तेज करेगा। दिमागी कमजोरी व स्मरणशक्ति बढ़ाने के लिए बढ़िया तरीका है।
- **तोतलेपन के लिए**—बादाम की गिरी 50 ग्राम, चांदी के वर्क 10, दालचीनी 10 ग्राम, लौंग 3 ग्राम, पिस्ता 200 ग्राम, केसर बढ़िया 3 ग्राम सबको बारीक पीसकर 250 ग्राम शहद में मिलाकर खुराक 2 ग्राम दिन में एक पाव दूध के साथ इस्तेमाल करें। यह खुराक बड़े आदमी के लिए है। बच्चे को आधी खुराक दें।
- **शक्तिवर्धक**—दस बादाम की गिरी रात्रि को भिगो दें। सवेरे पीस लें फिर कलई वाली पीतल की कढ़ाही में थोड़ा-सा घी डालकर, उसमें पिसे बादाम डालकर हल्की आँच पर धीरे-धीरे सेकें। हल्का गुलाबी होने पर 200 ग्राम दूध डालें, और पीने लायक होने पर गर्म-गर्म पी जायें। इससे शरीर पुष्ट होगा, वीर्य बढ़ेगा, दुर्बलता दूर होगी। (पहले 2 बादाम गिरी से शुरू करें फिर प्रतिदिन एक-एक बढ़ाते जाएं। यदि कब्ज की शिकायत हो तो पहले 2 दिन अरंडी का तेल लेकर पेट को स्वच्छ कर लें। तब प्रयोग करें।

❑ ❑

तुलसी/नीम

औषधि है तुलसी

आम हिन्दू परिवारों में तुलसी पूज्य मानी जाती है तथा धार्मिक क्रिया-कलापों में इसका प्रयोग किया जाता है। तुलसी के औषधीय गुण भी अनेक हैं। आइये, यहां उनके बारे में जानें।

- तुलसी की पत्तियों का अर्क रोजाना नियमित रूप से पीने से शरीर की बादी कम होती है।
- नकसीर की शिकायत में तुलसी का रस नाक में डालने व सूंघने से लाभ होता है।
- मच्छरों से बचाव में तुलसी आपकी सहायता करती है। रात्रि को शयन से पूर्व तुलसी का रस कपड़े में छानकर बदन पर मलें। इससे मच्छर आपके पास न फटकेंगे।
- तुलसी की पांच-छह पत्तियों और काली मिर्च को पीसकर इसे एक गिलास पानी के साथ रोजाना सेवन करने से मस्तिष्क की आवश्यक गर्मी शांत होती है तथा मांसपेशियां और हड्डियां मजबूत होती हैं। तुलसी के बीज दूध में उबालकर, शक्कर मिलाकर पीने से भी बल वृद्धि होती है।
- तुलसी की पत्तियों को शक्कर के साथ चबाने से पेचिश में लाभ होता है।
- बिच्छू, भौंरा, ततैया आदि के काटने पर तुलसी की पत्तियों का रस काटे हुए स्थान पर लगाने से जलन दूर हो जाती है।
- छाती में कफ जमा हो जाने पर कपूर, शहद व तुलसी मिलाकर रात में सोने से पहले सेवन करें।

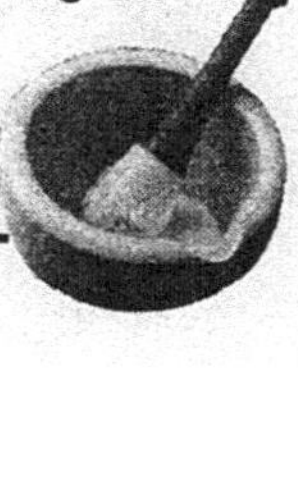

- दांत में दर्द की शिकायत में तुलसी की पत्ती पीसकर, लुगदी-सी बनाकर पीड़ायुक्त दांत के नीचे दबाएं।
- प्रतिदिन नियमित रूप से भोजन के बाद तुलसी की कुछ पत्तियां स्वच्छ जल के साथ लेने से पुराने-से-पुराना कब्ज दूर हो जाता है।
- यदि गले में खराश हो, तो तुलसी की पत्तियां और अदरक पीसकर शहद के साथ चाटें। खराश खत्म हो जाएगी।
- तुलसी की पत्तियों का रस गर्म करके चार बूंद कान में डालने से कान का दर्द ठीक हो जाता है। यदि कान बहता है, तो रस कुछ दिनों तक लगातार डालें।
- आग से जलने पर तुलसी की पत्तियों के रस को नारियल के तेल में मिलाकर लगाने से जलन दूर हो जाती है और छाले व घाव भी शीघ्र भर जाते हैं।

अब तो आप समझ ही गए होंगे, कि घर-आंगन में तुलसी का पौधा लगाना कितना लाभप्रद है।

नीम

- **ज्वर**—नीम की सींके 10 ग्राम, काली मिर्च सात नग, दोनों को पीसकर पानी के साथ पीने से समस्त प्रकार के ज्वर नष्ट होते हैं।
- **मलेरिया ज्वर**—नीम की कोमल पत्तियां 50 ग्राम, श्वेत भस्म 25 ग्राम, दोनों को एक साथ खरल कर तीन-तीन रत्ती की गोलियां बना लें। एक गोली मिश्री तथा शीतल जल के साथ लेने से मलेरिया ज्वर शर्तिया दूर हो जाता है।
- नीम की पत्तियां 20 ग्राम, भुनी हुई फिटकरी 10 ग्राम, दोनों को पीसकर 11/2 रत्ती की गोलियां बना लें। ज्वर आने से 2 घंटे पहले एक गोली, फिर एक घंटे बाद एक गोली खाने सें मलेरिया दूर होता है।
- 60 ग्राम नीम के पत्ते, चार काली मिर्च, दोनों को पीसकर 125 ग्राम पानी में छानकर पी लें। मलेरिया ठीक होगा।
- **पथरी**—नीम के पत्तों की राख, एक चम्मच को दिन में तीन बार ताजे पानी से फंकी लेने से कुछ ही दिनों में गुर्दे और मूत्राशय की पथरी गलकर निकल जाती है।

- **विधि**—नीम के पत्तों को धोकर छाया में सुखा लें तथा किसी बर्तन में जला लें। जल जाने पर बर्तन का मुँह ढककर तीन-चार घंटे रखा रहने दें। ठंडा होने पर पत्तियों को निकालकर पीसकर रख लें।
- **चेचक**—नीम के पत्तों को उबाल कर खाने से लाभ होता है। चेचक निकलने पर रोगी को नीम की पत्तियां बिस्तर पर बिछाकर उस पर लिटायें, तीन-चार बार बिछावन की पत्तियों को बदलते रहना चाहिये। पीने के पानी में भी नीम की पत्तियों का रस देना उपयोगी है। नीम की पत्तियों की झाड़ू सी बनाकर, या टहनी से रोगी को हवा करने से भीतर का दाह शान्त होता है और चेचक के दाने शीघ्र ठीक हो जाते हैं।
- **खुजली, सिर की जुएं**—नीम का तेल या निबौली को पानी में पीसकर लगाने से सिर की जूएँ अथवा खुजली नष्ट हो जाती है। यदि सिर के बाल झड़ते हों तो सिर में लगाने से बालों का झड़ना भी रुक जाता है।
- **घाव, फोड़े फुन्सी**—नीम की पत्तियों को पीसकर कपड़े में निचोड़ कर रस निकाल लें। इस रस में घाव के बराबर का रुई का फाया लेकर उसे इसमें डुबाकर, हल्का-सा दबाकर, घी में छौंक लें। हल्का-हल्का गर्म (गुनगुना) होने पर उसे घाव पर पट्टी रखकर बांध दें। यदि घाव को पानी में नीम का रस मिलाकर धो कर साफ कर दें तो और भी उत्तम है। इससे घाव शीघ्र ही भर जाता है। नीम की पत्तियों को पीसकर फोड़े फुंसियों पर लगाने या नीम के पत्तों को गर्म कर बांधने से फोड़ा फुन्सी शीघ्र ठीक हो जाते हैं।
- **कब्ज**—नीम के फूलों को साफ पानी में धोकर सुखा लें। और उन्हें पीसकर सुखाकर रख लें। यह चूर्ण चुटकी भर नित्य रात को गर्म पानी से फंकी लें। कब्ज में फायदा होता है।
- **गठिया**—गठिया की सूजन पर नीम के तेल की मालिश करें, तथा नीम के पत्तों को पानी में उबालकर भाप से सेक करें और गर्म-गर्म पत्तों को बांध दें।

❑❑

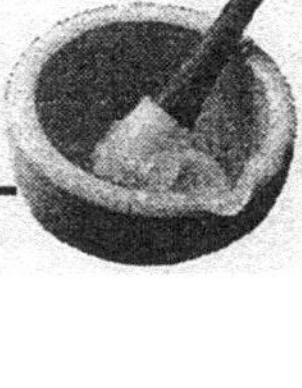

लाभदायक चूर्ण

त्रिफला चूर्ण

हरड़, बहेड़ा और आंवला-इन तीनों को चूर्ण करके समान मात्रा में मिलाने से त्रिफला चूर्ण बनता है। ये तीनों द्रव्य रसायन गुण रखते हैं। कुछ वैद्य 1 हरड़, 2 बहेड़ा और 3 आंवले मिलाने को त्रिफला कहते हैं पर इसका शास्त्रीय प्रमाण नहीं मिलता। भाव प्रकाश में इनको सम मात्रा मे लेने का निर्देश मिलता है। भाव प्रकाश निघण्टु में लिखा है-

पथ्याबिभीतधात्रीधां फलैः स्यात्रिफला समैः।
फलत्रिकंच त्रिफला सा वरा च प्रकीर्तिता॥
त्रिफला कफ पित्तघ्नी मेहकुष्ठ हरा सरा।
चक्षुष्या दीपनी रुच्या विषमत्चर नाशिनी॥

अर्थात् हरड़, बहेड़ा और आंवला - इन तीनों को समान भाग लेकर मिलाये हुए योग को त्रिफला कहते है। संस्कृत में इसे फलत्रिक, त्रिफला और वरा भी कहते हैं। यह योग कफ व पित्त का नाश करने वाला, प्रमेह और कुष्ठ रोग दूर करने वाला, दस्तावर, कब्जनाशक, नेत्रों को हितकारी, अग्नि प्रदीप्त करने वाला, रुचिवर्द्धक और विषमज्वर नाशक है। पाश्चात्य मत के अनुसार इसमें गैलिक एसिड अधिक मात्रा में पाया जाता है। यह बल्य (टॉनिक) है, नेत्र ज्योति बढ़ाने वाला और बालों को काला रखने वाला योग है।

आयुर्वेद में, अलग-अलग अनुपात के साथ इसका उपयोग करने पर अलग-अलग होने वाले कार्यो का, विवरण दिया है।

(1) **नया मन्द ज्वर** (हल्का बुखार) - पीपल का चूर्ण 2 ग्राम और 3 ग्राम त्रिफला चूर्ण थोड़े शहद में मिलाकर सुबह शाम चाट लेना चाहिए।
(2) **मोटापा** - एक गिलास ठण्डे पानी में २ चम्मच शहद घोल कर प्रातः काल 1 चम्मच त्रिफला चूर्ण के साथ नियमित रूप से पीना चाहिए।

(3) **खांसी** - शहद 2 चम्मच और गाय का घी आधा चम्मच मिला लें, इसके साथ एक चम्मच त्रिफला चूर्ण मिला कर सुबह चाट कर सेवन करना चाहिए।

(4) **प्रमेह** - 3 ग्राम त्रिफला चूर्ण, 3 ग्राम पिसी हल्दी और 6 ग्राम पिसी मिश्री मिला कर फांक लें और पानी पी कर मुंह साफ़ कर लें। लगातार 60 दिन सेवन करने से सब प्रकार के प्रमेह रोग नष्ट होते हैं, रक्त की शुद्धि होती है, और त्वचा का रंग निखरता है।

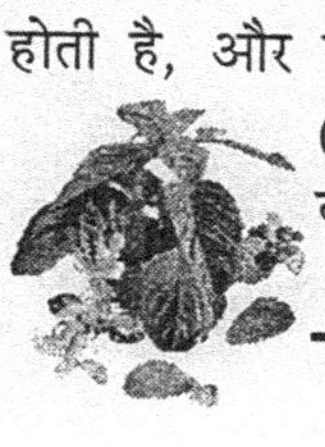

(5) **जोड़ों का दर्द** -त्रिफला चूर्ण 2 चम्मच (लगभग 10 ग्राम) दो कप पानी में डाल कर काढ़ा करें जब पानी आधा कप बचे

तब उतार कर बिल्कुल ठण्डा कर लें। इसमें 1 चम्मच शहद घोल लें। नुस्खा तैयार है। ऐसे आधा कप सुबह और आधा कप रात को सोने से पहले पीना चाहिए। इस प्रयोग से जोड़ों का दर्द दूर होता है और रोगी आराम की नींद सोता है।

उदर विकार - त्रिफला चूर्ण 10 ग्राम और काला या सैंधा नमक 1 ग्राम मिला लें। इस चूर्ण के तीन भाग कर 3 खुराक में पानी के साथ सेवन करने से उदर विकार नष्ट होता है, भूख तथा पाचन शक्ति बढ़ती है। एक प्रयोग और है-त्रिफला चूर्ण 15 ग्राम, गुड़ 10 ग्राम और सोंठ चूर्ण 5 ग्राम तीनों को अच्छी तरह मिला लें। इसको 5-5 ग्राम मात्रा में सुबह शाम पानी के साथ सेवन करें। क़ब्ज का नाश करने के लिए त्रिफला चूर्ण 1 या 2 चम्मच, अपने पेट की स्थिति के अनुसार मात्रा में, कुनकुने गरम पानी के साथ सोते समय सेवन करना चाहिए। तेज़ जुलाब लेना हो तो 20 ग्राम त्रिफला चूर्ण 4 कप पानी में डाल कर उबालें। जब पानी चूर्ण 4 कप बचे तब उतार लें और ठण्डा करके, 1 या 2 चम्मच (10 से 20 मि० लि०) अरण्डी का तेल (केस्टर आइल) डाल कर सोते समय पी लें। सुबह खुलकर दस्त होगा और पेट साफ़ हो जाएगा।

कमज़ोरी - किसी रोग के कारण शरीर में आई कमज़ोरी दूर करने के लिए त्रिफला चूर्ण के साथ असगन्ध नागौरी, मुलहठी (मुलेठी), शतावर इन सबको कूट पीसकर चूर्ण समान मात्रा में मिला लें। इसे 3 ग्राम (आधा चम्मच) मात्रा में, भोजन से आधा घण्टा पहले शहद में मिला कर चाट लेना चाहिए। इस योग का प्रयोग लगातार 30-40 दिन तक करना चाहिए।

पेचिश - पेचिश रोग में आंव युक्त दस्त होते हैं। इस व्याधि को नष्ट करने के लिए 3 ग्राम त्रिफला एक चम्मच शहद में मिला कर सुबह शाम चाटना चाहिए। दूसरा प्रयोग त्रिफला, नागरमोथा और अतीस का चूर्ण समान भाग में मिला लें। यह मिश्रण 3 ग्राम (आधा चम्मच) मात्रा में पानी के साथ फांक कर सुबह शाम सेवन करना चाहिए।

परहेज़ - उदर-विकार और पेचिश के रोगी को हल्का तथा सुपाच्य आहार ही लेना चाहिए। तले हुए, बेसन के बने और मिर्च मसाले वाले पदार्थों का सेवन भूल कर भी नहीं करना चाहिए।

सिरदर्द - जिनको प्रायः सिरदर्द होने की शिकायत हुआ करती हो और सिरदर्द बना ही रहता हो, उनको यह प्रयोग करना चाहिए-त्रिफला 30 ग्राम, चिरायता, हल्दी, नीम की अन्तरछाल, गिलोय चारों 10-10 ग्राम-सबको 4 गिलास पानी में डाल कर

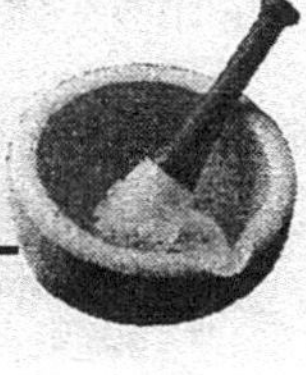

उबालें। जब 1 गिलास पानी बचे तब उतार कर छान लें। इसमें 10 ग्राम गुड़ मसल कर घोल दें और 1 चम्मच सादा पानी डाल कर पी जाएं। इस प्रयोग से सिरदर्द होना बन्द हो जाता है।

नेत्र ज्योति - मिट्टी के बर्तन में 2 गिलास पानी डाल कर 10 ग्राम त्रिफला चूर्ण डाल कर शाम को रख दें और ढक्कन से बर्तन को ढक दें। प्रातः इस पानी को कपड़े से छान कर आंखों को खूब अच्छी तरह धोएं। थोड़ी चिनमिनाइट होगी जो थोड़ी देर बाद ठीक हो जाएगी। यह प्रयोग करते हुए 5 ग्राम त्रिफला चूर्ण आधा चम्मच पिघला हुआ घी और 2 चम्मच शहद तीनों मिला कर सुबह खाली पेट सेवन करना चाहिए। ये दोनों प्रयोग लगातार 3-4 माह तक करने से नेत्रों की ज्योति बढ़ती है और कम नम्बर का चश्मा छूट जाता है।

पायरिया - दांतों की खराबी, मसूढ़ों का सड़ना और मसूढ़ों से खून आना, मुंह से सड़ी हुई दुर्गन्ध आना, दांत हिलना आदि पायरिया रोग के लक्षण हैं। इस रोग को दूर करने वाला एक बहुत ही अच्छा नुस्खा इस प्रकार है- त्रिफला 20 ग्राम, सोंठ और काली मिर्च 10-10 ग्राम, भुनी हुई फिटकरी, सेंधा नमक, हल्दी, नागरमोथा, वायविडंग, नीम की पत्ती और माजूफल-सातों 20-20 ग्राम, बबूल की छाल और मोचरस 50-50 ग्राम। सब द्रव्यों को अलग-अलग खूब कूट पीस कर महीन चूर्ण करके मैदा छानने की छलनी से छान कर मिला लें फिर सबको आटा छानने की छलनी से तीन बार छान लें और शीशी में भर लें। पायरिया के रोगी को इसका प्रयोग दिन में चार बार करना चाहिए। सुबह उठने के बाद दोनों बार भोजन करने के बांद और रात को सोने से पहले। इस मंजन को दांतों पर घिसना नहीं चाहिए बल्कि मसूढ़ों पर अच्छी तरह से लगाना चाहिए और मुंह की लार 15-20 मिनिट तक थूकते रहना चाहिए। इसके बाद साफ़ पानी से कुल्ले कर लेना चाहिए।

अग्नि मुख चूर्ण

भुनी हुई हींग 10 ग्राम, बच 20 ग्राम, पीपल 30 ग्राम, सौंठ 40 ग्राम, अजवायन 50 ग्राम, हर्र 60 ग्राम, चित्रक मूल की छाल 70 ग्राम, कूठ 80 ग्राम, इन सबको कूट-पीस कपड़छन करके चूर्ण बना लें।

मात्रा, अनुपात, गुण व प्रयोग विधि—3 ग्राम से 6 ग्राम की मात्रा में प्रातः सायं दही अथवा दही जल, गर्म पानी के साथ दें। इस चूर्ण का उपयोग मन्दाग्नि, उदावर्त और अजीर्ण में किया जाता है। यह पाचक, अग्निवर्द्धक, तथा रुचि उत्पन्न करने वाला है। मलावरोध एवं पेट की वायु का नाश करता है।

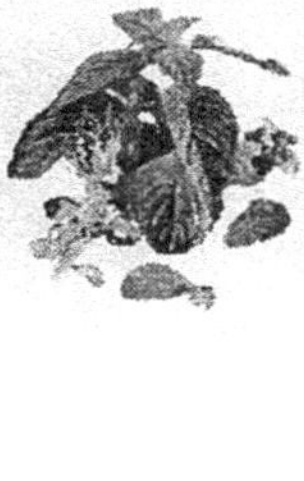

लवण भास्कर चूर्ण

सैंधा नमक, काला नमक, धनिया, पीपल, पीपलामूल, स्याहजीरा, तेजपात, नागकेसर, तालीसपत्र और अम्लवेत प्रत्येक 25-25 ग्राम। समुद्र नमक 100 ग्राम, संचर नमक (मनिहारी) 60 ग्राम, काली मिर्च, जीरा, सौंठ 12-12 ग्राम, अनारदाना 60 ग्राम, दालचीनी, बड़ी इलायची 6-6 ग्राम इन सब दवाओं को कूट-छानकर चूर्ण बनाकर रखें। यदि इस चूर्ण को निम्बूरस में भावना दे, सुखाकर रख लें तो यह और स्वादिष्ट व गुणकारक हो जाता है।

मात्रा अनुपात, गुण व प्रयोग—2-3 ग्राम की मात्रा में सुबह-शाम भोजन के बाद शीतल जल से, अथवा दही के पानी या मट्ठा में मिलाकर सेवन करें। इसके सेवन से अजीर्ण, मन्दाग्नि, आंव विकार एवं अन्य उदर रोग नष्ट होते हैं।

हिंग्वष्टक चूर्ण

सौंठ, मिर्च, पीपल, अजवायन, सैंधा नमक, काला जीरा, सफेद जीरा, इन सातों दवाओं को समभाग लेकर चूर्ण बना महीन कपड़े में छान लें। बाद में एक द्रव्य का आठवां भाग घी में भुनी हींग को लेकर खूब बारीक पीसकर चूर्ण में मिला दें। (यानि यदि प्रत्येक दवा 25-25 ग्राम ली है तो 3 ग्राम हींग लें।) मात्रा, अनुपात, गुण व प्रयोग विधि—3 ग्राम से 5 ग्राम की मात्रा में गरम जल के साथ दें अथवा भोजन के समय घी गर्म कर थोड़ा ठंडा होने पर उसमें डालकर प्रथम ग्रास में खाकर उसके बाद भोजन करने से अग्नि प्रदीप्त होती है, वायु रोगों का नाश, पेट में वायु जमा होना, अजीर्ण व मन्दाग्नि में उत्तम औषध है। यह चूर्ण उत्तम प्रदीपक और पाचक है। जनसाधारण तक इसके गुणों से परिचत हैं।

सुलेमानी चूर्ण

जीरा सफेद (भुना हुआ) 100 ग्राम, सैंधा नमक 15 ग्राम, काला नमक, काली मिर्च, नींबूसत्व 60 ग्राम, नौसादर 30 ग्राम, भुनी हींग और पिपरमैन्ट 1½-1½ ग्राम (हींग और पिपरमैन्ट को अलग से खरल में पीसकर चूर्ण में मिलाकर सुरक्षित रख लें)।

मात्रा, अनुपात, गुण एवं प्रयोग विधि—2 से 3 ग्राम तक भोजन के बाद ताजे जल से लें। यह चूर्ण अत्यंत स्वादिष्ट, रुचिवर्द्धक और उत्तम दीपक-पाचक हैं। इस चूर्ण के प्रयोग से अजीर्ण, अरुचि, पेट-दर्द, अफारा, वायुगोला दर्द को खत्म करता है।

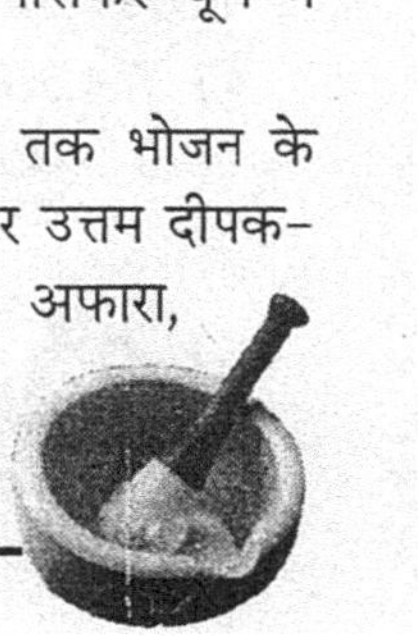

सुलेमानी चूर्ण

दालचीनी 10 ग्राम, इलायची के बीज 20 ग्राम, पीपल 40 ग्राम, वंशलोचन 80 ग्राम तथा बढ़िया कूंजा मिश्री 160 ग्राम लेकर इन सब औषधियों को कूट-छान कपड़छन कर लें।

मात्रा, अनुपात, गुण व प्रयोग विधि—2-3 ग्राम की मात्रा में प्रातः सांय 6 ग्राम मधु अथवा 6 ग्राम गौघृत और 1 ग्राम मधु के साथ दें। इस चूर्ण के सेवन से यह श्वास, खाँसी, हाथ पैरों की जलन, पित्त को शान्त और जठराग्नि को तेज करता है। विशेषंकर यह सर्व प्रकार की खांसी को नष्ट करती है।

शतवर्यादि चूर्ण

शतावरी, गोखरू बड़ा, बीजबन्द, वंशलोचन, कबाबचीनी, चोपचीनी, कौंच के बीज, सौंठ, काली मिर्च, पीपल, सफेद मूसली, काली मूसली, सालम मिश्री, गट्टा, विदारी कन्द, असगन्ध प्रत्येक 10 ग्राम, निशोथ, 60 ग्राम, मिश्री 20 ग्राम सबको इकट्ठा कर कूट-पीस कपड़छन कर चूर्ण बना लें। (अधिक समय तक टिकाऊ बनने हेतु योग को बिना मिश्री के बनाना ही उचित रहता है, सेवन करते समय चूर्ण में बराबर की मिश्री मिलाकर प्रयोग करें।)

मात्रा, अनुपात, गुण एवं प्रयोग विधि—6 ग्राम से 12 ग्राम की मात्रा में सुबह-शाम गाय के दूध के साथ प्रयोग करें। यह चूर्ण पौष्टिक, धातुवर्द्धक एवं वीर्य को गाढ़ा करने वाला स्वप्नदोष को दूर कर शरीर को हृष्ट-पुष्ट करता है। (यह चूर्ण गरिष्ठ (देर से पचने वाला) है अतः मन्दाग्नि वालों को इसका प्रयोग नहीं करना चाहिये।) सेवनकाल में गाय का दूध अवश्य प्रयोग करें।

अश्वगंधादि चूर्ण

असगन्ध 200 ग्राम, विधारा 200 ग्राम (समभाग) लेकर इन दोनों को कूट-पीस कपड़छन कर सुरक्षित रख लें।

मात्रा, अनुपात, गुण व प्रयोग विधि—3-6 ग्राम सुबह-शाम दूध या जल के साथ लें। इस चूर्ण के सेवन से वीर्य विकार, वीर्य का पतलापन, शिथिलता, शीघ्रपतन, प्रमेह आदि विकार नष्ट होकर, वीर्य गाढ़ा और निर्दोष बनता है। यह चूर्ण मस्तिष्क को परिपुष्ट करता है। हृदय की कमजोरी को दूर करता है। शक्तिवर्द्धक (शक्ति) एवं वाजीकरण है।

❑ ❑

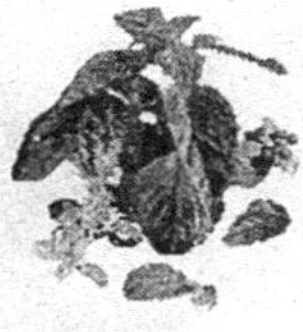

लाभदायक आयुर्वेदिक योग

चन्द्रप्रभा वटी

'चन्द्रप्रभा वटी' आयुर्वेद शास्त्र का एक ऐसा अद्‌भुत एवं गुणकारी योग है जो आज के युग में स्त्री-पुरुष दोनों वर्ग के लिए, किसी भी आयु में उपयोगी एवं लाभकारी सिद्ध होता है। आजकल जिस तरह का खानपान, रहन सहन और आचार-विचार अधिकांश लोगों का पाया जा रहा है उसके फलस्वरूप पैदा होने वाले कई विकारों को दूर करने में चन्द्रप्रभा वटी सफलतापूर्वक सक्षम सिद्ध होने वाला योग है। ''रस तन्त्रसार व सिद्ध प्रयोग संग्रह'' तथा ''आयुर्वेद-सारसंग्रह'' नामक सुप्रसिद्ध आयुर्वेदिक ग्रन्थों में इस योग की बहुत प्रशंसा की गई है और वैद्य जगत भी इसे बहुत गुणकारी एवं विश्वसनीय योग मानता है।

यह योग अनेक आयुर्वेदिक औषधि-निर्माताओं द्वारा निर्मित किया जाता है और देश भर में सर्वत्र दवाई की दूकानों पर सरलता से मिल जाता है।

घटक द्रव्य - कपूर, बच, नागरमोथा, चिरायता, गिलोय, देवदारु, हल्दी, अतीस, दारू हल्दी, पीपलामूल; चित्रक, धनिया, हरड़, बहेड़ा, आंवला, चव्य, बायविंडग, गजपीपल, सोंठ, काली मिर्च, पीपल, सुवर्ण माक्षिक भस्म, सज्जीखार, जवाखार, सेंधा नमक, काला नमक, सांभर नमक-ये सब 3-3 ग्राम। काली निशोथ, दन्तीमूल, तेजपत्र, दालचीनी, छोटी इलायची के दाने, वंश लोचन-10-10 ग्राम। लोह भस्म 20 ग्राम। मिश्री 40 ग्राम। शुद्ध शिलाजीत 80 ग्राम और शुद्ध गुग्गुल (गूगल)80 ग्राम।

'आयुर्वेद-सारसंग्रह' ग्रन्थ में इतने घटक-द्रव्यों के अलावा छोटी इलायची के बीज, कबाबचीनी, गोखरू और सफ़ेद चन्दन 3-3 ग्राम तथा बड़ी इलायची 10 ग्राम को भी शामिल किया गया है। इतने द्रव्य बढ़ाने से इस योग की उपयोगिता एवं गुणवत्ता और ज्यादा बढ़ जाती है।

निर्माण विधि - दोनों ग्रन्थों में इसकी निर्माण विधि अलग-अलग ढंग से दी गई है। 'रसतन्त्रसार व सिद्धप्रयोग संग्रह'

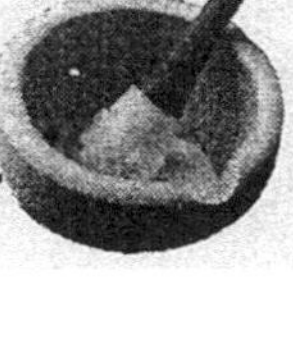

के अनुसार सब दवाइयों को कूट पीस कर खूब बारीक करके मिला लें और थोड़ा-थोड़ा गोघृत डाल कर कूटते जाएं। सब को एकसार करके चने बराबर गोलियां बना लें। 'आयुर्वेद-सार संग्रह' के अनुसार पहले गुग्गुल को साफ़ करके लोहे के इमामदस्ते में कूटें। जब गुग्गुल नरम पड़ जाए तब उसमें शुद्ध शिलाजीत, भस्में तथा अन्य सभी द्रव्यों का कुटापिसा महीन चूर्ण डाल दें और तीन दिन तक गिलोय का स्वरस डालते हुए खरल में घुटाई करें। फिर 3-3 रत्ती की गोलियां बना कर रख लें। गोलियां गीली हों तो छाया में सुखा कर रखें।

मात्रा और सेवन विधि -2-2 गोली सुबह शाम शहद में मिला कर चाट लें या दूध के साथ निगल जाया करें।

उपयोग - इस अद्भुत योग का मुख्य कार्य और प्रभाव मूत्रेन्द्रिय तथा स्त्री-पुरुष के यौनांग प्रदेश से सम्बन्धित सभी विकारों को नष्ट करना है। पुरुषों के शुक्र और स्त्रियों के आर्तव का उत्पादन करने वाले यौनांगों के विकारों का शमन करके उनको बलवान बनाना एवं रसायन की तरह लाभ करना इस योग का मुख्य कार्य (Action) है। इसके सेवन से मूत्रकृच्छ (पेशाब में रुकावट और जलन होना), प्रमेह, स्वप्रदोष, शीघ्रपतन, धातुक्षीणता, पथरी, भगन्दर, अंडवृद्धि, पाण्डु, बवासीर, कमर दर्द तथा स्त्रियों के गर्भाशय सम्बन्धी विकार, श्वेत प्रदर, सुज़ाक व आतशक आदि से उत्पन्न मूत्र विकार, मूत्र के साथ एल्बूमन (Albumen) जाना, मूत्र पीला और दुर्गन्ध युक्त होना, हस्त मैथुन एवं अति मैथुन के कारण यौनांग का शिथिल होना और शीघ्रपतन रोग होना, गर्भाशय के दुर्बल होने से गर्भ न रहना या गर्भपात हो जाना आदि अनेक व्याधियों को दूर करने में यह योग सफलतापूर्वक सहायक सिद्ध होता है। शुक्र में शुक्राणुओं की नवीन उत्पत्ति कर शुक्राणुओं की वृद्धि करता है तथा रक्ताणुओं का शोधन तथा नवनिर्माण करता है।

महिलाओं के मामले में गर्भस्राव, गर्भपात, सुजाक या उपदंश का परम्परागत प्रभाव, जल्दी-जल्दी गर्भ धारण, अति सहवास, अधिक प्रसव, शारीरिक दुर्बलता आदि कारणों से गर्भाशय कमज़ोर और गर्भभार सहने में असमर्थ हो जाता है, चेहरा निस्तेज मन में उत्साहहीनता, शरीर के अंग-प्रत्यंगों में कमज़ोरी और दर्द होना मासिक धर्म का अनियमित होना और कष्ट के साथ होना, श्वेत प्रदर होना आदि सभी व्याधियों को दूर करने में चन्द्रप्रभा वटी को घृत के साथ सेवन करना बहुत लाभप्रद सिद्ध होता है। थके हुए, कमज़ोर और शिथिल शरीर वाले युवक-युवतियों या प्रौढ़ स्त्री पुरुषों को चन्द्रप्रभावटी की 2-2 गोली सुबह शाम लगातार 3-4 माह तक सेवन करना चाहिए।

जीर्ण (पुराने) रोग में धैर्यपूर्वक, उचित परहेज़ करते हुए, 3-4 माह तक सेवन करना चाहिए। विभिन्न आयुर्वेदिक-औषधि निमार्ता इस योग को 'चन्द्रप्रभा वटी नं०1' के नाम से बनाते हैं, इसे ही सेवन करना चाहिए क्योंकि इसमें कुछ घटक-द्रव्य ज्यादा होते हैं।

प्रवाल पंचामृत रस

द्रव्य - प्रवालपिष्टि या भस्म 20 ग्राम, मोती पिष्टि या भस्म, शंख भस्म, मुक्ताशुक्ति भस्म या पिष्टी, कौड़ी भस्म या पिष्टी, कौड़ी भस्म ये सब 10-10 ग्राम।

निर्माण विधि - सबको अच्छी तरह मिला लें और यथोचित मात्रा में गो दुग्ध डालकर घोट पीस कर एक गोला बना लें फिर संपुट कर गजपुट अग्नि में फूंक कर भस्म कर लें। बाद में निकाल कर ठण्डा कर लें और गोले में से भस्म निकाल कर शीशी में भर लें। एक बार पुट देने पर यदि स्वच्छ सफ़ेद रंग न आये तो एक दो पुट और देने से सफ़ेद रंग आ जाता है।

नोट - मूल नुस्खे में आक के दूध का प्रयोग बताया गया है पर आक के दूध वाला नुस्खा उग्र प्रभाव वाला हो जाता है अतः कुछ विद्वान वैद्य आक के दूध के स्थान पर गाय के दूध का प्रयोग करने के पक्षधर हैं। हम भी उचित समझते हैं अतः हमने नुस्खे में गोदुग्ध का ही उल्लेख किया है।

मात्रा व सेवन विधि - एक या दो रत्ती मात्रा में, सुबह शाम, शहद, सितोपलादि चूर्ण और शहद, गुलकन्द, आंवले का मुरब्बा, अनार का रस, नींबू का रस, अदरक का रस व शहद-इसमें से किसी भी एक अनुपात के साथ, रोग के अनुसार चुनाव करके, सेवन करना चाहिए।

उपयोग एवं लाभ - इस नुस्खे में पारद (पारा) का उपयोग नहीं होता फिर भी इस नुस्खे में रस के समान गुण होते हैं इसीलिए शास्त्रकारों में इसका नाम 'प्रवाल पंचामृत रस' रखा है। इसका प्रभाव सबसे ज्यादा पित्ताशय (Gall Bladder) प्लीहा (Spleen-तिल्ली) और यकृत (Liver) के कार्यो पर विशेष रूप से पड़ता है। यह रस शीतवीर्य और क्षारीय है अतः पित्त तथा कफ जन्य रोगों के लिए अधिक उपयोगी है। इस रसायन के सेवन से आनाह (मलावरोध के कारण पेट फूलना), गुल्म (Stomach tumour), प्लीहा, उदर रोग, खांसी, अग्निमांद्य, कफ और वातजन्य रोग, ज्यादा डकारें आना, अजीर्ण, हृदय रोग, ग्रहणी विकार, अतिसार, मूत्र विकार, प्रमेह,

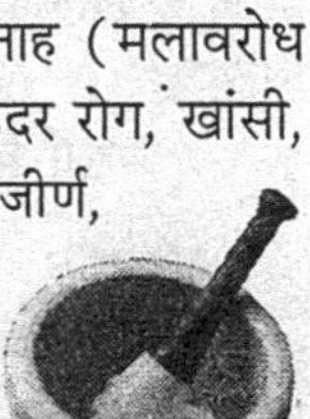

पथरी, पेशाब में रुकावट और जलन आदि रोग नष्ट होते हैं। पित्त कुपित होने पर उत्पन्न होने वाले रोग जैसे गले तथा उदर में जलन होना, आंव के दस्त होना, जलन के साथ पतले दस्त होना आदि विकार दूर होते हैं। इसके सेवन से दिल व दिमाग को बल मिलता है तथा फेफड़ों मे रुके हुए दोष निकल जाते है। इस रसायन में, प्रवाल पित्तशामक और मूत्रल है, मोती जलन व पित्त प्रकोप दूर करने वाला तथा मूत्रल (Diuretic) है तथा शंख, मौक्तिक व कौड़ी की भस्में-पाचक, अग्निवर्द्धक और स्तम्भन करने वाली हैं। इस योग के कुछ खास प्रयोग प्रस्तुत हैं-

पित्त प्रकोप - पित्त कुपित होने पर पाचन क्रिया ठीक से नहीं होती, पेट में अम्लता बढ़ती है, खट्टी डकारें आती हैं, पेट फूला हुआ और भारी हो जाता है और हल्का-हल्का दर्द होता है, आलस्य, उच्चाटन और थकान का अनुभव होता है तब आधा चम्मच नींबू के रस के साथ इसे सेवन करने से लाभ होता हैं।

यकृत विकार - पित्त प्रकोप के कारण यकृत में विकार पैदा हो जाए और त्वचा, आंखों, नाखून व पेशाब का रंग पीला हो ताए, घबराहट, बेचैनी, हाथ पैरों में जलन तथा शरीर में कमज़ोरी मालूम दे तो ताज़े दही के पानी के साथ प्रवाल पंचामृत रस सुबह-शाम सेवन करने से, ये सभी व्यााधियां दूर हो जाती हैं।

पित्त जन्य अतिसार - पित्त प्रकोप के कारण गरम और पतले दस्त बार-बार होते हैं इसे 'अतिशयेन सारयति रेचयति इति अतिसार:' के अनुसार अतिसार कहते हैं। इस व्याधि को भी दूर करने में प्रवाल पंचामृत रस को ताज़े दही के पानी के साथ सेवन करना बहुत गुणकारी सिद्ध होता है।

पेशाब की रुकावट - इस व्याधि को दूर करने के लिए छोटे या बड़े गोखरू को मोटा-मोटा कूट कर दो कप पानी में डाल कर काढ़ा करें। 3-4 गोखरू लेना काफ़ी है। जब आधा कप पानी बचे तब उतार कर छान लें व ठण्डा करके, इस पानी के साथ प्रवाल पंचामृत रस सुबह शाम सेवन करें। आधा कप काढ़े की 2 खुराक करके सुबह शाम लें। इस प्रयोग से पेशाब की जलन भी दूर होती है और पेशाब खुल कर आता है।

पसीना - जिनको ज्यादा पसीना आता है उन्हें 2 ग्राम वंश लोचन और थोड़े से शहद में 2 रत्ती प्रवाल पंचामृत रस मिला कर दिन में तीन बार चाटना चाहिए।

खांसी-श्वास - खांसी, श्वास रोग में बेचैनी, घबराहट होना, शीतल पदार्थ और ठण्डी व खुली हवा का अच्छा लगना, दूध या अनारदाना जैसे पित्तशामक पदार्थ अच्छा लगना, गर्मी या अग्नि की आंच

लगने से या सेक करने से पीड़ा बढ़ना आदि लक्षणों पर प्रवाल पंचामृत रस का सेवन उत्तम है। कफ जन्य खांसी और श्वास का कष्ट हो तो अदरक का रस पौन चम्मच, पौन चम्मच शहद और एक खुराक यानी 2 रत्ती (एक ग्राम का चौथाई भाग) प्रवाल पंचामृत रस का सुबह शाम सेवन करना चाहिए।

अम्ल पित्त - हायपर एसिडिटी के कारण गले में जलन व खट्टा चरपरा पानी आना, खट्टी डकारें आना, छाती में जलन और मुंह से गरम बफारे निकलना आदि लक्षणों को दूर करने के लिए अनार के 2 चम्मच रस के साथ प्रवाल पंचामृत रस का सेवन करना चाहिए।

बसंत कुसमाकर रस

निर्माण विधि—2 भाग अभ्रक भस्म, 2 भाग (अभ्रक भस्म शतपुटी) लौह भस्म 3 भाग नाग, प्रवाल और मुक्ताभस्म में 4-4 भाग।

सभी भस्मों को खरल में डालकर एकदिल कर लें। आवश्यकतानुसार निम्नलिखित चीजों को डाल कर खरल करें। गाय का दूध वसा स्वरस, हरिद्रा क्वाथ, वलीस्तम्भ स्वरस, फिर गुलाब के फूलों और मालती के फूलों के रस की एक-एक भावना देकर सुखा लें।

इसके बाद कपूर और तुलसी के स्वरस की एक-एक भावना दें। अन्त में एक ग्राम कस्तूरी डाल कर खूब घोट कर लुगदी तैयार कर लें। इस लुगदी की 2-2 रत्ती की गोलियां बनाकर छाया में सुखा लें। इन गोलियों को सीसी की बोतल में सुरक्षित रख लें।

सेवन विधि और मात्रा—सुबह-शाम एक या दो गोली।

उपयोग—यह बहुत ही कीमती और उत्तम रसायन है, जो मधुमेह, प्रमेह से पैदा हुई नपुंसकता को ठीक कर देता है। स्त्रियों के प्रदर और सोम रोग में भी यह गुणकारी है। यह स्तम्भन शक्ति बढ़ाता है। वीर्य को गाढ़ा करता है। संभोग शक्ति को बढ़ाता है। इसका सेवन दूध मलाई के साथ करना चाहिये।

❑ ❑

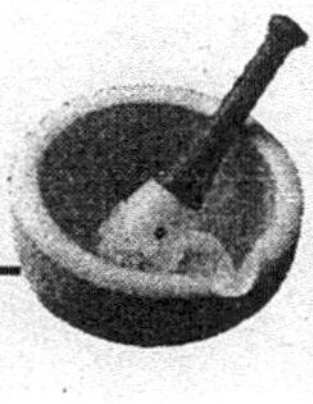

विभिन्न रोगों में पथ्यापथ्य

उदर रोग (पेट शूल, गुल्म, प्लीहा आदि)

उदर रोगों में उबाल कर ठण्डा किया पानी, सोडा वाटर, गाय-बकरी के दूध की छाछ (मट्ठा) घी, पुराना चावल, कागजी नींबू, पुनर्नवा, सोया, प्याज, परमल, बैंगन, मूली, जिमीकन्द। इनके शाक, अरंडी का तेल और गोमूत्र सेवन करना व वस्ति देना, अनार व अदरक आदि वस्तुएं पथ्य हैं।

मन्दाग्नि (बदहजमी)

बदहजमी के पृथक कारण होते हैं। इसलिए कोई निश्चित नियम नहीं बतला सकते तथापि कुछ सुपाच्य आहार के बारे में लिखते हैं। जिससे हर एक रोगी के लिये उचित पथ्यापथ्य चुन कर प्रयोग किया जा सके।

पथ्य—मूंग, गेहूं, बाजरा (थोड़ी मात्रा), चावल (पुराना), साबूदाना, हरे शाक, पालक, मूली, मेथी, मूंग की दाल इत्यादि फलों में सन्तरे का रस, पपीता, चीकू, अंगूर, जामुन, फालसा आदि शीतल जल, छाछ और आवश्यकता पड़ने पर 'द्राक्षासव' व अंगूरासव का प्रयोग करें।

अपथ्य—मिठाई, गर्म मसाला, अचार, सख्त दाल मलाई, कच्चे और खट्टे फल, बासी भोजन, मल तथा मूत्रवेग का रोकना इत्यादि अपथ्य हैं। दांत, पेट और वायु की खराबी की ओर विशेष ध्यान रखिए अत: दांत और पेट को साफ रखें।

आमवातादि रोग में

गेहूं के फुल्के, घृत और शक्कर डाला हुआ हलुआ, साठी चावल, पुनर्नवा के पत्तों का शाक, अनार, आम, अंगूर, अरंडी का तेल और अग्निमांघ न हो तो उर्द की दाल देना पथ्य है। दोपहर और रात में नारायण तेल की मालिश करना उत्तम है।

अपथ्य—चना, मटर, सोयाबीन, आलू, मूंग, तौरई, मसूर, कटहल, अधिक श्रम (परिश्रम), जागरण, ठण्डे जल से स्नान करना अपथ्य है।

प्रसूता (जच्चा) स्त्रियों के लिये

प्रसूता को गेहूं के आटे का हलुआ अधिक घी डालकर खिलाना, गर्म कर ठण्डा किया हुआ पानी देना, हवादार और जिस कमरे में सूर्य की रोशनी आती हो तथा साफ हो ऐसे कमरे में रखने से गर्भाशय में प्रसव के समय हुई वेदना कम प्रतीत होती है।

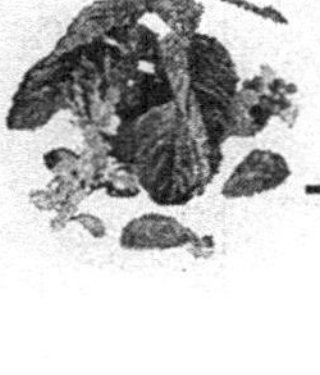

प्रसूता के लिए पथ्य—गेहूं, ज्वार, चावल, घी, दूध, शक्कर, परमल, सफेद कुंदरू, पेठा, गिरी, भिण्डी, लौकी, भुने मूंग व उर्द की दाल, बादाम, किशमिश, सफेद प्याज (लहसुन), कौंच के बीज, खस, शतवरी, पान, सुपारी पाक, सौम्य, मसाला जो पहले लिख चुके हैं आदि चीजें 12 दिन के बाद अग्नि बलानुसार दें।

गर्भिणी के लिए

सीढ़ियों पर चढ़ना, पलंग पर सोना, अधिक परिश्रम करना, मैथुन करना, बड़ी इलायची खाना, डरना आदि गर्भवती स्त्री के लिए हानिकारक है, अतः इसे त्याग दें।

बाल रोगों का पथ्यापथ्य

यदि बालक सिर्फ माता का ही दूध पीता हो और बीमारी का कारण भी दुग्धशोधन के लिए औषधयुक्त पथ्य देना चाहिए। इस समय माता को विशेष सावधानी से चलना चाहिए क्योंकि उसकी थोड़ी-सी गलती से बच्चों को अनेक तरह के कष्ट भी सहने पड़ते है। इसी प्रकार गर्भवती माता का भी दूध रोगकारक होता है, अतः ऐसा दूध बच्चे को न देकर उसके बदले दाई (धाय) बकरी या गाय का दूध दें।

जिस गाय को बच्चा दिये कम से कम 6 महीने हो गये हों उसका दूध देना ठीक है। गर्भिणी गाय का दूध बच्चे को कभी न देना चाहिए। स्वाभाविक तथा कुछ गायों का दूध गाढ़ा-पतला होता है। गाढ़ा दूध कमजोर बच्चों को ठीक से हज़म नहीं होता, निरोग और स्वस्थ बालकों को गाढ़ा दूध अच्छी तरह पच जाता है। ऐसे बच्चे भैंस का दूध हज़म कर जाते हैं रोग विकार की सम्भावना देखते ही गाढ़ा दूध बन्द कर देना चाहिए। बकरी का दूध सुविधानुसार और जल्दी हज़म हो जाता है। बकरी के दूध से बच्चे पुष्ट और चंचल होते हैं। गाय का दूध पीने वाले बच्चे बुद्धिमान और अच्छे विचार के होते हैं, भैंस के दूध, पीने वाले बच्चे उन्मत और जड़ स्वभाव वाले होते हैं।

यदि बच्चे को कोई भी दूध हज़म न होता हो तो 5 तोला दूध में 5 बूंद चूने का निथरा पानी मिला कर देना अच्छा होता है। छोटे बच्चे को अफीम मिश्रित दवा नहीं देना चाहिए। क्योंकि इसका असर सीधे दिमाग पर होता है बहुत सी माताएं बच्चे को खूब सोने के लिए जरा-सी अफीम दे दिया करती हैं, किन्तु यह आदत हितकर नहीं है।

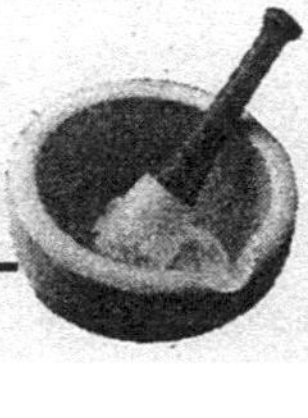

बच्चों की दवा की खुराकें

बूढ़े या 12 साल से 13 साल के बच्चे या गर्भवती स्त्री को यदि दवा देनी हो तो आधी खुराक ही दें बच्चों को चौथाई हिस्सा दवा देनी चाहिए। ज्यादा कमजोर होने पर दवा का आधा भाग दें। बच्चों को दवा का 16वां भाग तक की खुराक देनी चाहिए।

केवल दूध के पथ्य से मिटने वाले रोग

जीर्णज्वर, अग्निमांघ, तिल्ली, यकृत, गुल्म, उदर, जलोदर, रक्तविकार, वातरक्त, कंडमाल, अपस्मार, उन्माद, भ्रम, चक्कर, मूर्छा, उपदेश विष और उससे उत्पन्न सभी प्रकार के दर्द, लकवा, लूलापन, सिर और नेत्र रोग, मस्तक शूल, मूत्राशय के रोग, पाण्डु, पीलिया, रक्तपित्त, प्यास, क्षय, उरक्षत, हृदय रोग, छाती का दर्द, उल्टियां, जुलाब में पेट फूलना, संग्रहणी, अमाशय व दस्त के विकार, मन के विकार चिन्ता (फिक्र) आदि अनेक रोग में केवल दूध के पथ्य से आराम होता है।

धातु-प्रमेह रोग में

पथ्य—सत्तू, गेहूं, चावल (महीन), आदि कम-से-कम एक वर्ष के पुराने हों, पुराना मूंग, धुली हुई उर्द की दाल और अरहर एवं चना की दाल, मुलायम भात बकरी या गाय का दूध और मट्ठा, पटोला, ककड़ी, केला, केले के फूल, भिण्डी आदि के शाक पथ्य हैं।

खस-खस, कपूर, छुहारा, चन्दन, औदुम्बर, ज़ामुन, ग्वारपाठा, बहनी आदि का औषधि रूप में प्रयोग करना पथ्य है।

भोजन के समय पानी न पीकर भोजन के एक-दो घण्टे के बाद पानी पीना चाहिए। रोटी और पूड़ी कठिनाई से हजम होती है। अतः हल्की चीजें खानी चाहिए।

अपथ्य—मूत्र वेग रोकना, धूम्रपान, रक्तस्राव, सुख से निश्चिन्त बैठे रहना, दिन में सोना, कोई काम-काज नहीं करना, दही सोयाबीन, नये अन्न-जल का सेवन आटे तेल में बनी चीजें, तेल, गुड़, खटाई आदि का सेवन मैथुन, शराब, कद्दू (लौकी) अंजीर, गन्ना-गुड़, शक्कर (चीनी) आदि अपथ्य हैं।

मूत्र रोग (मूत्रकृच्छ्, मूत्राघात व पथरी आदि) में

मूत्ररोग में पुराने लाल चावल, भुनी हुई मूंग की दाल, गाय के दूध की छाछ (मट्ठा), पेठा, आम, परमल, ककड़ी, इलायची,

कबाब चीनी, चन्दन का तेल, छुहारा, ईसबगोल, ताजा फल, मोठ, आम, धनियां, नामकेसर आदि पथ्य हैं।

पलाश के फूल थोड़ा उबालकर नाभि के नीचे पेट पर बांधना, जननेन्द्रिय में सलाई चलवाना, गरम पानी में बैठना आदि भी लाभदायक है।

अपथ्य—मटर, दही, राई, चना, हींग, उबली हुई वस्तुएं, केला आदि पदार्थ, मल-मूत्र का वेग रोकना, मैथुन श्रम, सफर, धूप में घूमना या बैठना आदि अपथ्य हैं।

मधुमेह तथा बहुमूत्र में

कम मीठे तथा कसैले पदार्थ खाना अच्छा है। इस रोग में क्रमशः नित्य कमजोरी बढ़ती ही जाती है, अतः किसी प्रकार का शारीरिक परिश्रम नहीं करना, हां थोड़ा-सा मानसिक श्रम जितना बर्दाश्त हो सके करना चाहिए चित्त को हरदम काम धन्धे में लगाये रखने से भी रोग बढ़ने की चिन्ता कम रहती है। इससे शारीरिक उत्साह (स्फूर्ति) बढ़ता है और थकावट भी दूर हो जाती है।

मेदे की खराबी

पथ्य—गेहूं, बाजरा, जौ, मूंग का जूस थोड़ा मक्खन, गर्म किया हुआ पानी, मुनक्का, नारंगी आदि फल धारोष्ण दूध, टमाटर आदि।

अपथ्य—घी, गाढ़ी दाल, चावल, आलू, मिठाई, गर्म दूध और खांड आदि अपथ्य हैं।

गठिया-लकवा

पथ्यं—ज्वर की वजह से संधियों में सूजन हो तो केवल चूने का निथरा हुआ पानी में दूध मिलाकर या ऐसा ही कोई अन्य प्रवाही पदार्थ में मिलाकर देना चाहिए।

मूंग या जौ का पानी, हल्की चाय, दूध तथा हरे शाक आदि देना चाहिए।

अपथ्य—मिठाई, आलू तथा बासी भोजन आदि।

टायफाइड ज्वर (मोतीझारा)

पथ्य—बुखार हो तो केवल दूध ही देना चाहिए, हो सके तो डबल रोटी भी दे सकते हैं। दिन भर में 1 से 1½ किलो तक की मात्रा में पानी देना चाहिए। यदि खाली पेट भारी पड़े तो उसमें चूने का निथरा पानी या सोडा वाटर, जौ का पानी मिलाकर पिलाना चाहिए। अगर दूध नहीं पचता हो तो छाछ देना चाहिए।

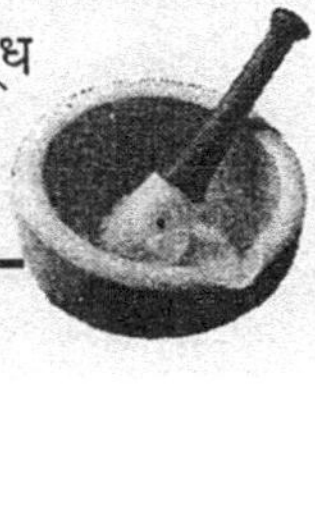

अपथ्य—घर में स्नान करना, कपड़े धोना, गंदी औरत का आना, मांस-मछली का प्रवेश इत्यादि रोगी के लिये हानिकारक है।

क्षय (तपेदिक)

पथ्य—हर प्रकार के पशु-पक्षी के मांस का शोरबा, अण्डे, मछलियां, मूंग की दाल, गेहूं, चने की रोटी, बकरी का दूध, मक्खन, घी, हरी सब्जियां और द्राक्षसव पथ्य हैं।

अपथ्य—पान, उड़द की दाल, कुलथी और दुबारा पकाया हुआ भोजन, अचार आदि अपथ्य हैं। क्षय रोगी के लिए अधिक परिश्रम वाला काम करना, दूसरे आदमी का झूठा भोजन खाना तथा खिलाना हानिकारक है और ब्रह्मचर्य का पालन करना उपयोगी है।

चर्म रोग-रक्त विकार में

दूध, पुराने चावल का भात, सेंधा नमक, भुने मूंग की दाल, अरहर की दाल, भिण्डी, परमल, केला, केला के फूल, गोभी आदि में पूर्वोक्ति मसाला डालकर सेवन करना, उबाल कर ठण्डा पानी, छाछ इन चीजों में से जितनी चीजें कम खाई जाएं उतना अच्छा है।

पथ्य में छाछ (मट्ठा) का प्रयोग

मट्ठा बनाने का विधान-अच्छा जमाया हुआ दही लेकर उसमें चौथाई भाग पानी मिला मथानी से मथकर उसमें से मक्खन निकाल लें। इस प्रकार बना मट्ठा अत्यन्त रुचिकर, पचने में हल्का, मल-मूत्र को साफ करने वाला, स्वयं पाचक तथा अन्न को भी पचाने के कारण यह अतिसार संग्रहणी, अर्श, नलाश्रित वायु, पीलिया, पेट, शूल, मूत्रकृच्छ, हैजा, मूत्राघात, अश्मरी, उदर और प्रमेह गुल्म आदि रोगों में लाभदायक है।

गुण—शीतकाल में तथा अग्निमांघ, अरुचि, वातरोग आदि में मट्ठा अमृत के समान गुणकारक है। यह विष-विकार, छर्दि, लाल स्राव, ऐन्हलादि विषमज्वर, पाण्डु, ग्रहणी, बवासीर, मूत्रकृच्छ, मूत्राघात, अश्मरी, आदि मूत्र विकार भगन्दर, प्रमेह गुल्म, अतिसार शूल, तिल्ली, उदर, अरुचि श्वित्र (कुष्ठ) रोग, कोष्ठगत रोग, कोष्ठ सूजन, तृपा और कृमि का नाश करता है। यह क्षुधावर्द्धक (भूख बढ़ाने वाला) नेत्ररोग नाशक, रक्त और मांसवर्द्धक आंव व कफ वातनाशक है।

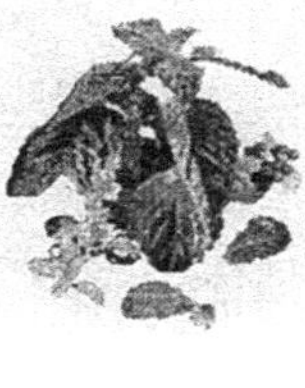

रोगानुसार उपयोग

वात विकार में खट्ठा और सेंधा नमक मिलाकर देना और पित्त विकार में मक्खन निकाले हुए मट्ठे में सौंठ, सेंधा नमक, काली मिर्च और पीपल मिलाकर देना चाहिए। मूत्रकृच्छ् में गुड़ मिलाकर और पाण्डु रोग में चित्रक (चीता) का चूर्ण मिलाकर मट्ठा देना चाहिए।

उदर रोग व वातोदर में पीपल व सेंधा नमक मिलाकर, पितोदर में शक्कर तथा काली मिर्च मिलाकर, सन्निशातोदर में सोंठ, काली मिर्च, पीपल और सेंधा नमक मिलाकर मट्ठा देनी चाहिए। बद्धोदर में हाऊबेर, अजवायन, जीरा और सेंधा नमक मिलाकर मट्ठा दें। ग्रहणी रोग के लिए विशेष रूप से मट्ठा सेवन करना चाहिए। ग्रहणी रोग में अन्न का बिल्कुल त्याग कर निरन्तर खाने व पीने में मट्ठा का ही बराबर प्रयोग करें। इसमें जरा-सा सफेद जीरे का चूर्ण भूनकर मिला लेना अधिक लाभदायक रहता है।

रोगी का आहार

रोगी और रोगी की अवस्था के अनुसार रोगी का आहार होना चाहिए। कमजोर और जीर्ण ज्वर के रोगी के लिये दूध बड़ा ही गुणप्रद और रोगनाशक होता है। किन्तु नये बुखार में दूध का सेवन कच्चे रस को पैदा करके, रोगी की दशा को भयंकर बना देता है। दूध, घी, मलाई, मक्खन आदि पौष्टिक वस्तुएं संजीवनी शक्ति पैदा करती हैं और देह को पुष्ट बनाती हैं, किन्तु आमतिसार और संग्रहणी जैसे रोगों में यह चीजें रोगी को शीघ्रता से मौत के निकट पहुंचाती हैं। कहने का तात्पर्य यह है कि एक ही वस्तु भिन्न-भिन्न रोगियों के लिये पथ्य और अपथ्य बन जाती है। यहां रोगियों के किस आहार का उल्लेख होगा, वह सभी रोगियों के लिए उचित और हितकर हो ऐसी बात नहीं है। यह बात रोगी के पथ्य की सूची से ही मालूम होगी कि कौन चीज किस रोगी के लिये पथ्य आहार है।

माहावार पथ्या-पथ्य

चैत्र : इस माह में नया गुड़ सेवन न करें।

वैशाख : इस माह में नया तेल प्रयोग न करें।

जेठ : इस माह में दोपहर में भ्रमण न करें।

आषाठ : इस माह में पका हुआ बेल न खायें।

सावन : इस माह में हरा साग न खायें।

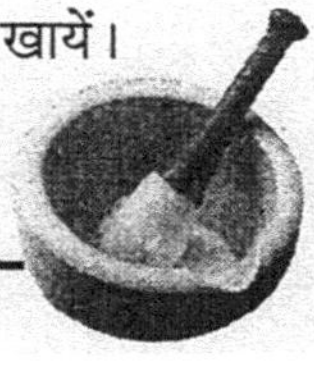

भादौ : इस माह में दही नहीं खाना चाहिये।

क्वार : इस माह में करेला नहीं खाना चाहिये।

कार्तिक : इस माह में जमीन पर नहीं सोना चाहिए।

अगहन : इस माह में जीरा न खायें।

पूस : इस माह में धनिया न खायें।

माघ : इस माह में मिश्री न खायें।

फागुन : इस माह में चना न खायें।

- सुबह शीघ्र उठना, और रात्रि में शीघ्र सोना चाहिये।
- प्रतिदिन प्रातः स्नान करना चाहिये।
- शरीर पर गंदा कपड़ा न पहनें, इससे स्वास्थ की हानि होती है।
- प्रातः रात्रि का रखा जल पीकर शौच जाना चाहिये।
- सूर्योदय से पूर्व गाय का धारोष्ण दूध पीना चाहिये।
- व्यायाम के बाद दूध का सेवन अवश्य करना चाहिये।
- मल, मूत्र, छींक आदि वेगों को नहीं रोकना चाहिये।
- भोजन करते समय बोलना, और क्रोध नहीं करना चाहिये। आवश्यक होने पर, आवश्यकता से अधिक नहीं बोलें, और बोलते समय भोजन करना बन्द कर दें।
- इच्छा न होने पर भोजन और यात्रा नहीं करनी चाहिये।
- स्नान से पहले, और भोजन के बाद पेशाब अवश्य करें।
- भोजन के बाद, कुछ देर बायीं करवट से लेटना चाहिये।
- भोजन करते समय जल का प्रयोग कम करना चाहिये।
- रसदार फलों के अतिरिक्त, अन्य फलों को भोजन के बाद खाना चाहिये, तथा रात्रि में फलों का प्रयोग नहीं करना चाहिये।
- ऋतुफलों का सेवन अवश्य करना चाहिये।
- सूर्य की ओर मुंह करके मूत्रत्याग कभी न करें।

❑ ❑

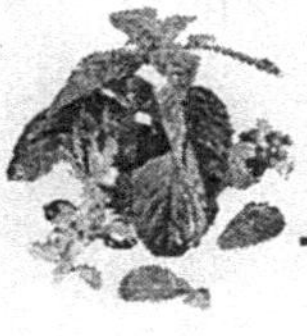

मिट्टी के फायदे

मिट्टी का प्रयोग बहुत ही फायदेमंद है। इससे संक्रमण का खतरा भी नहीं रहता। इसके निम्न उपयोग हैं।

- बड़ा तथा कठोर फोड़ा जो किसी प्रकार की दवा से फूट न रहा हो, गीली मिट्टी के लेप लगाने से बहुत जल्दी पक कर फूट जाता है।
- काली मिट्टी या जोहड़ के कीचड़ का गले पर लेप करने से कनफड़े दूर हो जाते हैं।
- नदी या तालाब की सफेद मिट्टी को पानी में घोलकर सूजन पर लगाने से राहत मिलती है।
- गर्मियों में शरीर पर पित्ती निकल जाने पर मुल्तानी मिट्टी को बारीक कूट कर दही में मिलाकर लगाने से लाभ होता है।
- मुल्तानी मिट्टी को पानी में घोलकर लगाने से चेहरे के दाग-धब्बे, कील-मुंहासे साफ हो जाते हैं।
- अकरकरा के चूर्ण के साथ खड़िया मिट्टी का मंजन करने से दांतों के कीटाणु मर जाते हैं और दांत साफ हो जाते हैं।
- बच्चे द्वारा कांच निगलने पर गोपीचंदन मिट्टी का चूर्ण दही के साथ पिलाने पर कांच का टुकड़ा शरीर को बिना क्षति पहुंचाए मल द्वार से बाहर निकल जाता है।
- गोपीचंदन मिट्टी घिसकर लगाने से मुंह में पड़े छालों में काफी राहत मिलती है।
- सिरदर्द होने पर गोपीचंदन मिट्टी का लेप लगाइए, सिर दर्द दूर हो जायेगा।
- बहते फोड़े पर गीली मिट्टी की टिकिया बना कर लगाने से फोड़े का बहना और जलन बंद हो जाएगी।

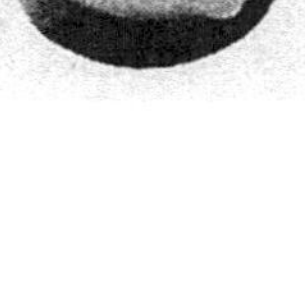

- बिच्छू और बर्र के काटे स्थान पर गीली मिट्टी की पट्टी बांधिए, फायदा होगा।
- बुखार में तपन ज्यादा होने पर गीली मिट्टी की चौड़ी पट्टी हर घंटे बदलते रहिए।
- पैर में कहीं फोड़ा आदि होने पर जांघ में गिल्टी फूल जाती है उस पर दिन में चार बार गीली मिट्टी गर्म करके सेंक दीजिए।
- यदि आंव आ रही हो तो पेट पर पहले पांच मिनट गीली ठंडी मिट्टी का सेक और फिर पांच मिनट गीली गर्म मिट्टी का सेक करने से लाभ होता है।
- यदि स्त्री के स्तन में सूजन हो (थनैली), जलन हो रही हो तो पहले तीन मिनट गीली गर्म मिट्टी का सेक और फिर तीन मिनट गीली ठंडी मिट्टी का सेक करें। ध्यान रहे कि मिट्टी अधिक गर्म न हो।
- दाद और एपेंडीसाइटिस में भी क्रमशः गर्म और ठंडी गीली मिट्टी के सेक से लाभ होता है।
- यदि बच्चे ने मिट्टी खा ली हो और उसके पेट में दर्द हो रहा हो तो सोना गेरू को घी में सेक कर महीन पीस कर इसकी एक ग्राम मात्रा को दस ग्राम मधु में मिलाकर चटाइए।
- यदि हिचकी बंद न हो रही हो तो गेरू को आग में भूनकर उसका एक ग्राम लेकर दस ग्राम शहद में मिलाकर चटाइए।

❑ ❑

टहलना भी एक किस्म का व्यायाम है

प्रत्येक सूर्योदय से पहले किसी खुली जगह, सड़क के किनारे, पार्क, मैदान, या नदी के किनारे आसानी से टहला जा सकता है। नियमित टहलने से न केवल आपके शरीर का आकार सही रहता है बल्कि शारीरिक ऊर्जा में भी बढ़ोतरी होती है। टहलने से हाथ-पैर के अलावा मस्तिष्क में रक्त संचरण की गति में तीव्रता आती है, जिससे मस्तिष्क अधिक सक्रियता का बोध कराता है। आप स्वयं को मानसिक रूप से भी अधिक स्वस्थ अनुभव करते हैं।

आपको यह जानकर आश्चर्य होगा कि आपके व्यायाम के तरीके का जीवन शैली, आचार-विचार और संवेदनाओं पर गहरा प्रभाव पड़ता है। शरीर में जैसे-जैसे बदलाव दृष्टिगोचर होते हैं, आप स्वयं को 'फिजीकल फिटनेस' के अनुरूप ढालने की भरसक कोशिश करने लगते हैं। वैसे भी नये फैशन और स्टाइल के अनुरूप लोगों को जीवन यापन अधिक पसंद आने लगा है। युवक हो अथवा युवती,या प्रौढ़ व्यक्ति सबको हमेशा चुस्त-दुरुस्त और छरहरा बने रहने में विशेष रुचि है। फिर कुछ ऐसे लोगों की भी संख्या हैं, जो सुबह-सवेरे बिस्तर पर लेटे-लेटे चाय सिप करना अधिक लाभप्रद मानते हैं।

उल्लेखनीय है कि पेट, हृदय और फेफड़े के रोगियों के लिए टहलना आवश्यक मांना जाता है। चिकित्सक इसकी बार-बार सलाह देते हैं। टहलने से केवल शरीर छरहरा ही नहीं बना रहता है, बल्कि अनावश्यक रूप से बढ़े हुए शरीर का भार भी धीरे-धीरे घटने लगता है। शरीर के भीतर शुद्ध रक्त की वाहक धमनियों की कार्य क्षमता बढ़ती है। आपका रक्तचाप सामान्य बना रहता है, वह बढ़ने नहीं पाता है।

प्रतिदिन टहलने का न केवल कार्यक्रम बनाइए, बल्कि इसे अपनी दिनचर्या में शामिल कीजिए। प्रतिदिन टहलने से न सिर्फ शारीरिक रक्त संचरण में तीव्रता आती है अपितु शरीर के अंगों में भी हलचल होती है। शरीर की त्वचा व मांपेशियों में कसाव आता है। टहलने से फेफड़ों की शक्ति में बढ़ोत्तरी होती है।

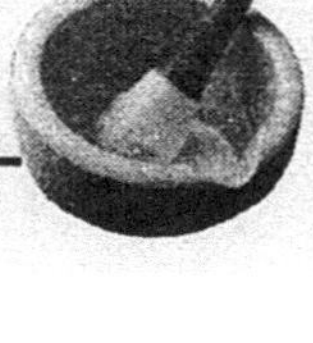

- केवल इतना ही टहलने का लाभ नहीं है बल्कि टहलते समय आपकी दृष्टि हरियाली का अवलोकन भी करती है जिससे आंखें को आराम मिलता है और हृदय को विचित्र सुखानुभूति होती है। टहलने से पाचन क्रिया भी दुरुस्त रहती है। चिकित्सकों का मत है कि यदि प्रतिदिन कम से कम आधा घंटा टहलने का काम किया जाये तो इससे हृदय की मांसपेशियों की कार्य क्षमता में 20 प्रतिशत तक वृद्धि होती है। टहलने से व्यक्ति का मूड भी चेंज होता है, जिसका सीधा प्रभाव उसके स्वभाव पर पड़ता है। टहलने के बाद आप स्वयं को अधिक प्रसन्नचित पाते हैं। गुस्से में भी कमी आती है।
- टहलने का काम अकेले भी किया जाता है किंतु आप बोरियत अनुभव करते हों तो अपने साथ बच्चों या फिर हम उम्र व्यक्तियों के साथ ले लें। टहलते समय पत्नी साथ रहे तो यह व्यायाम आपको अवश्य ही भायेगा।
- टहलने की जगह एकदम खुली होनी चाहिए। यह आपके मकान की छत, मैदान, पार्क, सड़क का किनारा और बगीचा कुछ भी हो सकता है लेकिन टहलने की जगह पर्यावरण की दृष्टि से प्रदूषण रहित और हरी-भरी होनी चाहिए। भूमि पर टहलना स्वास्थ्य के लिए अधिक लाभप्रद होता है। टहलते हुए हमेशा नाक से सांस लेनी चाहिए।
- टहलते समय कोई ऐसी बात या विचार दिमाग में नहीं आना चाहिए जिससे अचानक तनाव या गुस्सा आये। टहलना सबके लिए आवश्यक है। खासकर गर्भवती स्त्रियों के लिए टहलना तो सबसे बेहतर व्यायाम माना जाता है। इससे गर्भावस्था की अनेक कठिनाइयों से न केवल मुक्ति मिलती है बल्कि जच्चा और बच्चा दोनों की ही सेहत को लाभ पहुंचता है।

❑ ❑